出土醫藥文獻研究文叢

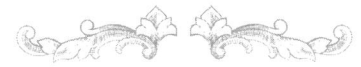

死生之分：簡帛文獻疾病預測研究

丁 媛 ◎ 著

上海科学技术出版社

圖書在版編目(CIP)數據

死生之分：簡帛文獻疾病預測研究／丁媛著.
上海：上海科學技術出版社，2025.5. --（出土醫藥文獻研究文叢）. -- ISBN 978－7－5478－7089－1
Ⅰ. R2－5
中國國家版本館 CIP 數據核字第 2025RG2804 號

本書爲國家社科基金青年項目"出土《日書》類文獻中涉醫資料研究"（14CTQ011）的階段性成果。

死生之分：簡帛文獻疾病預測研究
丁　媛　著

上海世紀出版（集團）有限公司
上海科學技術出版社　出版、發行
（上海市閔行區號景路 159 弄 A 座 9F－10F）
郵政編碼 201101　　www.sstp.cn
上海普順印刷包裝有限公司印刷
開本 787×1092　1/16　印張 14.25
字數 173 千字
2025 年 5 月第 1 版　2025 年 5 月第 1 次印刷
ISBN 978－7－5478－7089－1/R・3226
定價：78.00 元

本書如有缺頁、錯裝或壞損等嚴重質量問題，請向印刷廠聯繫調換

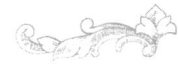

内容提要

　　二十世紀初以來,大量簡帛醫書和涉醫簡帛的出土,很大程度上彌補了戰國秦漢時期傳世醫學文獻不足的缺憾。本書全面系統地梳理了出土簡帛中涉及疾病預測的内容,同時結合傳世文獻和敦煌文獻進行對比研究。疾病預測包括預測疾病的發生、流行、轉歸,以及占測作祟病源和發病部位等。根據預測方法和原理,本書從臨床症候、色脈診、治療經驗、時令氣候、病日干支、宇宙圖式、龜卜筮占、時日吉凶八個方面展開論述。簡帛文獻中的疾病預測呈現出顯著的複雜性差異,既有基於長期醫療實踐總結出的臨床經驗,又保留了鬼神致病、神煞輪值、萬物有靈的巫術思想和原始自然觀,還以陰陽五行、天人相應、象數推演等爲基礎,構建疾病預測與轉歸分析的系統化方法論框架。這種多元預測體系的并存,反映了戰國秦漢時期的醫學在經驗積累與理論建構過程中的多維探索。本書可供中醫學、歷史學、考古學等領域的科研人員、教師、學生參考使用,也適合對這些領域感興趣的一般讀者閱讀參考。

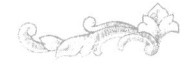

前言

二十世紀初以來，我國陸續出土了成批簡牘帛書，其中有數量可觀的醫學著作和涉醫文獻，很大程度上彌補了中國早期傳世醫學文獻不足的缺憾。這些簡帛文獻未經後世修訂、刪改，真實地保留了當時的原始面貌，是反映戰國秦漢時期醫學水平的第一手資料。本書以出土簡帛文獻爲研究對象，對其中涉及疾病預測的內容進行全面系統地整理和研究，同時結合傳世文獻和敦煌文獻進行橫向對比和縱向發展研究。其中，疾病預測主要是指預測疾病的發生、流行、轉歸，以及占測作祟病源和發病部位等。書中涉及的出土簡帛主要包括簡帛醫書，以及時令類、數術類簡牘，不同類型的文獻所呈現出的預測方法和理論依據既有區別又有聯繫。

簡帛醫書主要是根據臨床症候、色脈診、治療經驗等進行預測。臨床症候是指某種病證具有特定關聯性的一組臨床症狀和體徵。例如，簡帛醫書中的"五死徵"是五種病危的臨床症候，預示病情危篤、轉歸不佳。又如，天回老官山漢簡中有一批論述疾病症候的竹簡，原擬名《諸病症候》，後一并歸入《脈書·下經》。此類竹簡文獻不僅描述疾病症候特點，討論病因病機，還有對疾病轉歸作出預測。

色診，即五色診，其理論核心爲五行學說。簡帛醫書中的五色診旨在通過五色觀察五臟之氣的盛衰，利用五色相乘來診斷疾病和判斷預後。然而，睡虎地秦簡《日書》屬於數術類文獻，主要根據疾病日所在干支的五行屬性來預測疾病轉歸和死色，這是五色診應用最早的記載。

脈診是古今醫家最常用的診病方法，不但可以探知疾病所在之臟腑，還可以推算預後、判斷生死。簡帛醫書載有足部彈脈法、損至脈、結代脈和五臟病脈等,還强調與色診合參。

簡帛醫書中,出土數量最多、時間跨度最大的是病方。這些病方除了記載治療的疾病,藥物名稱和劑量,以及使用方法之外,還會記録疾病的轉歸情况。這是病方的撰寫者或抄録者根據以往的治療經驗對疾病的轉歸予以記録,待病方傳至後世,使用者就可以根據這些治療經驗,對疾病的轉歸作出預測。

自然界的氣候,除了影響生産生活之外,還與人體健康息息相關。張家山漢簡《引書》就談到了"暑濕風寒雨露""春夏秋冬之閒,亂氣相薄遝"與人體發病的關係。時令是根據一年四季十二月的節氣更替情况來預測時行病發生的可能性。簡帛中涉及氣候時令異常導致疾病流行的記載,主要見於孔家坡漢簡《歲》、銀雀山漢簡《五令》等時令類簡牘,以及《日書》這類數術文獻。古人認爲風是重要的致病因素,爲"百病之長"。風占是通過判斷風的方向,占測風邪侵犯人體的部位、病氣,以及民衆更易出現的具體症狀。天回老官山漢簡《逆順五色脈藏驗精神》中的八方風,《脈書·下經》中的四方風,載有不同風向對應不同的症狀表現。

數術類簡牘主要根據病日干支、宇宙圖式、龜卜筮占、時日吉凶來預測疾病的病因祟源、發病部位、生死預後。古人以干支、音律、方位、星宿等元素構建假想的宇宙圖式。這些元素又以數、陰陽、五行等建立聯繫,用以占驗吉凶。龜卜和筮占源於古人崇拜"動物之靈"和"植物之靈"。建除、叢辰、刑德都是選擇術,根據時日所值神煞來判斷吉凶。

簡帛文獻中的疾病預測呈現出顯著的複雜性差異,既有基於長期醫療實踐總結出的臨床經驗,又保留了鬼神致病、神煞輪值、萬物有靈的巫術思想和原始自然觀,還以陰陽五行、天人相應、象數推演等爲基礎,構建疾病預測與轉歸分析的系統化方法論框架。這種多元預測體系的并存,反映了戰國秦漢時期的醫學在經驗積累與理論建構過程中的多維探索。

丁媛

2025年2月

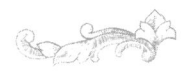

凡例

本書所涉及的簡帛圖版和釋文，凡已成書出版完整公布圖版和釋文者，參見書末附録"出土簡帛文獻參考書目"。少量簡牘圖版和釋文因尚未完整公布，引自研究論著者，在頁下注中標明出處。簡帛釋文與所引參考文獻不同者，在頁下注中一一説明。簡帛釋文的括注文字和標點符號與所引參考文獻不同者，則徑改不出注。簡牘的編號和帛書的行號皆用阿拉伯數字表示。天回老官山漢簡因有中文數字和阿拉伯數字兩套編號，本書引用時仍保留中文數字編號。

在出土簡帛和敦煌文獻中，釋文用字盡量反映原貌，例如"欬"不改爲"咳"、"脣"不改爲"唇"、"脈"不改爲"脉"；但忽略筆劃的細節差異，如"爲""為"一律採用"爲"字，"黄""黃"一律採用"黄"字，"溫""溫"一律採用"溫"字等。釋文的異體字、通假字等，保留原有字形，同時將其通行字體隨文注出，外加"( )"表示。釋文中的訛字，其正字隨文注出，外加"〈 〉"表示。重文、合文、省文符號用"="表示，隨文注出原字外加"( )"表示。與本書内容無涉的釋文用"……"表示省略不引。

簡帛釋文中的缺文、脱文，以及原已塗去的廢字等符號，大多依照所引的參考文獻標識，主要有以下五種情況：

（1）原有缺文，依殘筆、文義或參照其他文獻補出的文字外加"【 】"表示，或在每一個字的外面加"囗"表示。

（2）原有脱文，參照其他文獻補出的文字外加"〖 〗"標明。

（3）不能辨識或無法補出的殘缺文字，釋文中用"囗"表示；殘缺字數無法確定的用"☒"表示。有的參考文獻(例如《秦簡牘合集》)中無法確定的殘損字數用"……"表示,爲了不與省略不引的符號混淆,本書一律改用"☒"表示。

(4)原已塗去的廢字,釋文用"○"代替。

(5)爲使行文流暢,簡帛中提示分篇、分章、分條、句讀的"·""■""┘"等符號不予以保留。

本書敦煌文獻的釋文由筆者根據圖版釋讀、標點。英藏、法藏文獻的圖版參見"國際敦煌項目:絲綢之路在綫"網站(http://idp.nlc.cn/)。俄藏文獻的圖版參考《俄藏敦煌文獻》(上海古籍出版社,1992—2001年)一書。

本書引傳世古籍内容參考書末附録"傳世古籍參考書目"。所引傳世古籍影印本中的文字,其中通假字一律保留,異體字則直接改釋爲通行字。

本書引近現代學者論著皆隨文頁下出注,爲節省篇幅,在引用諸家説法時,一律不加"先生"等尊稱,敬祈見諒。

目録

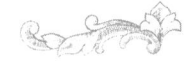

第一章　緒論　　　　　　　　　　　　　　　／1

第一節　相關出土簡帛簡介　　　　　　　　　／2

　一、敦煌漢簡　　　　　　　　　　　　　　／2

　二、居延漢簡　　　　　　　　　　　　　　／2

　三、武威磨咀子 M6 漢簡　　　　　　　　　／3

　四、望山 M1 楚簡　　　　　　　　　　　　／3

　五、銀雀山 M1 漢簡　　　　　　　　　　　／3

　六、武威旱灘坡漢代醫簡　　　　　　　　　／4

　七、馬王堆 M3 漢代簡帛　　　　　　　　　／4

　八、睡虎地 M11 秦簡　　　　　　　　　　 ／5

　九、阜陽雙古堆 M1 漢簡　　　　　　　　　／5

　十、天星觀 M1 楚墓　　　　　　　　　　　／5

　十一、九店 M56 楚簡　　　　　　　　　　 ／6

　十二、張家山 M247 漢簡　　　　　　　　　／6

　十三、放馬灘 M1 秦簡　　　　　　　　　　／6

　十四、嶽山 M36 秦牘　　　　　　　　　　 ／7

　十五、秦家咀楚簡　　　　　　　　　　　　／7

　十六、包山 M2 楚簡　　　　　　　　　　　／7

　十七、周家臺 M30 秦簡　　　　　　　　　 ／8

十八、王家臺 M15 秦簡　　　　　　　　　　　/ 8

　　十九、尹灣 M6 漢簡　　　　　　　　　　　　/ 8

　　二十、葛陵 M1 楚簡　　　　　　　　　　　　/ 9

　　二十一、上海博物館藏戰國楚竹書　　　　　　/ 9

　　二十二、孔家坡 M8 漢簡　　　　　　　　　　/ 9

　　二十三、香港中文大學文物館藏簡牘　　　　　/ 10

　　二十四、印臺漢簡　　　　　　　　　　　　　/ 10

　　二十五、清華大學藏戰國竹簡　　　　　　　　/ 10

　　二十六、北京大學藏西漢竹書　　　　　　　　/ 11

　　二十七、北京大學藏秦簡牘　　　　　　　　　/ 11

　　二十八、天回老官山 M3 漢簡　　　　　　　　/ 12

　　二十九、胡家草場 M12 漢簡　　　　　　　　 / 13

　第二節　相關研究回顧　　　　　　　　　　　　/ 13

　　一、簡帛醫書　　　　　　　　　　　　　　　/ 13

　　二、涉醫簡牘　　　　　　　　　　　　　　　/ 15

　　三、既往研究評述　　　　　　　　　　　　　/ 19

第二章　症候與疾病預後　　　　　　　　　　　　/ 21

　第一節　五死徵與六痛　　　　　　　　　　　　/ 21

　第二節　經脈症候　　　　　　　　　　　　　　/ 30

　第三節　諸病症候　　　　　　　　　　　　　　/ 35

第三章　色脈診與疾病預測　　　　　　　　　　　/ 44

　第一節　五色診　　　　　　　　　　　　　　　/ 44

　第二節　脈診　　　　　　　　　　　　　　　　/ 51

一、彈脈法　　　　　　　　　　　　　　／52
　　二、損至脈　　　　　　　　　　　　　　／56
　　三、結代脈　　　　　　　　　　　　　　／72
　　四、五臟脈與脈中胃氣　　　　　　　　　／72
　第三節　色脈合參　　　　　　　　　　　　／78

第四章　治療經驗與疾病預測　　　　　　　　／82
　第一節　見效快，預後佳　　　　　　　　　／83
　第二節　見效慢，預後尚可　　　　　　　　／89
　第三節　誤治，預後差　　　　　　　　　　／92

第五章　時令氣候與疾病預測　　　　　　　　／101
　第一節　時令　　　　　　　　　　　　　　／101
　　一、十二月令　　　　　　　　　　　　　／102
　　二、五令　　　　　　　　　　　　　　　／104
　　三、時行病　　　　　　　　　　　　　　／106
　第二節　候歲　　　　　　　　　　　　　　／109
　第三節　風占　　　　　　　　　　　　　　／112
　　一、八風　　　　　　　　　　　　　　　／113
　　二、四風與五風　　　　　　　　　　　　／118

第六章　病日干支與疾病預測　　　　　　　　／125
　第一節　陰陽　　　　　　　　　　　　　　／125
　第二節　五行　　　　　　　　　　　　　　／129
　　一、據天干五行占測　　　　　　　　　　／129

二、據地支五行占測 /134
第三節　博局圖 /138

第七章　宇宙圖式與疾病預測 /144
第一節　數 /144
第二節　音律 /150
　一、五音 /151
　二、十二律 /153
第三節　星宿 /159

第八章　龜卜筮占與疾病預測 /164
第一節　龜卜 /165
第二節　筮占 /167
　一、數字卦 /167
　二、《周易》卦 /172
　三、《荊決》 /177
　四、《禹九策》 /179

第九章　時日吉凶與疾病預測 /183
第一節　"建除"和"叢辰" /183
　一、《日書》中的楚系"建除"和"叢辰" /184
　二、《日書》中的秦系"建除" /186
　三、《日書》中的秦系"叢辰" /189
　四、"建除"占病法 /190
第二節　"刑德" /194

一、刑德行時　　　　　　　　　　　　　　/194
　　二、刑德六神　　　　　　　　　　　　　　/196
　第三節　針刺服藥時日禁忌　　　　　　　　　/197

第十章　總結　　　　　　　　　　　　　　/201
　　一、通過長期的臨床觀察，將所積累的醫藥經驗作爲判斷
　　　　疾病預後的依據　　　　　　　　　　　/201
　　二、根據象數思維和陰陽五行學説來占測疾病　　/202
　　三、根據天人相應來預測疾病的流行　　　　　/203
　　四、根據吉凶神煞來占測疾病和選擇時日宜忌　　/204

附録　　　　　　　　　　　　　　　　　　/208
出土簡帛參考書目　　　　　　　　　　　　　　/208
傳世古籍參考書目　　　　　　　　　　　　　　/210

後記　　　　　　　　　　　　　　　　　　/214

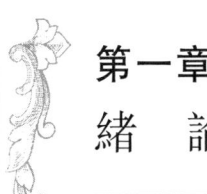

第一章
緒　論

　　上至殷商時期人們通過甲骨占卜問病,下至科技高度發達的今天人們通過大數據預測疾病,可見在任何歷史階段人們都試圖通過各種信息去分析判斷疾病可能的發生發展的趨勢,并且試圖阻止其發生或者惡化。

　　戰國秦漢時期存留至今的醫學文獻和涉醫資料甚少,百年來大量簡帛醫書和涉醫簡帛(大多屬戰國末期至東漢時期)的出土,很大程度上彌補了此段時期醫學資料不足的缺憾。這些簡帛文獻未經後世修訂、删改,真實地保留了當時的原始面貌,是反映戰國秦漢時期醫學真貌的第一手資料。本書以出土簡帛爲研究對象,既有簡帛醫書,又有涉醫簡帛。簡帛醫書主要包括馬王堆漢墓簡帛、武威漢代醫簡、張家山漢簡、天回老官山漢墓醫簡等。涉醫簡帛主要是《日書》類文獻,例如睡虎地秦簡《日書》甲乙種、放馬灘簡《日書》甲乙種、孔家坡漢簡《日書》、九店楚簡等。此外,上博簡《周易》、馬王堆帛書《周易》、阜陽漢簡《周易》、清華簡《筮法》、北大秦簡《禹九策》、北大漢簡《荆決》等,以及戰國卜筮簡和時令類簡牘中也有相關内容。

　　本書對出土簡帛中涉及疾病預測的内容進行全面系統地整理和研究,同時結合傳世文獻(主要是古醫籍、文史著作、數術典籍)、敦煌文獻(醫藥類和數術類),以及《大藏經》《道藏》等宗教類文獻進行比較研究。本書涉及的疾病預測主要包括預測疾病的發生、流行、轉歸,以及占測作祟病源和發病部位等。

第一節　相關出土簡帛簡介

一、敦煌漢簡

敦煌漢簡指在甘肅省疏勒河流域漢代烽燧遺址中出土的簡牘，因最先發現於敦煌而得名。主要包括二十世紀初斯坦因（Aurel Stein）第二次和第三次中亞考察時在敦煌西北漢烽燧遺址及在安西、酒泉所獲得的簡牘；1920年周炳南在敦煌小方盤城遺址附近所獲得的簡牘；1944年夏鼐、閻文儒在小方盤城遺址附近所獲得的簡牘等。其中，所見最早紀年簡爲西漢武帝天漢三年（前98），最晚爲東漢順帝永和二年（137）[1]。中華人民共和國成立後在敦煌、玉門等地又有多批漢代簡牘被發掘，其中出土數量較多的有兩處：一處是馬圈灣漢代烽燧遺址，另一處是懸泉置遺址。現已公布的敦煌漢簡中有少量病方簡，還有一些記錄當地戍邊士卒疾病死傷的殘簡，以及少數《日書》類殘簡和漢簡曆譜中也有涉醫內容。

二、居延漢簡

居延漢簡指今額濟納河流域鄣隧遺址出土的漢代簡牘。根據出土的年份，分爲居延漢簡和居延新簡。居延漢簡主要是指1930年中瑞西北科學考察團貝格曼（Folke Bergman）所獲的一萬餘枚漢代簡牘，其年代絕大部分爲西漢武帝末至東漢光武帝中期，亦見少量東漢中期簡[2]。居延新簡包括1972—1974年甲渠候官、甲渠塞第四隧和肩水金關遺址出土的簡牘。甲渠候官遺址及第四隧遺址出土的紀年簡，上限不早於西漢昭帝始元紀年（前86—前80），最晚者見西晉

---

[1] 李均明：《古代簡牘》，文物出版社，2003，第13頁。

[2] 李均明：《古代簡牘》，第17頁。

武帝太康四年(283)。[1] 居延漢簡的内容以當時邊塞屯戍的日常生活檔案爲核心内容,兼及漢代社會和生活的各個方面。

三、武威磨咀子 M6 漢簡

1959 年 7 月甘肅省武威磨咀子 M6 發現 500 多枚竹木簡,主要内容是《儀禮》,還有 11 枚日忌雜簡。據整理者推測墓主爲經師,活動的年代在漢宣帝以後的西漢晚期。又根據墓室結構和所出器物形制推測爲王莽時期的墓葬[2]。

四、望山 M1 楚簡

1965 年冬湖北省江陵望山 M1 出土了一批竹簡,由於殘斷太甚,已無法復原,經拼接後,竹簡總數共 207 枚。這批竹簡的内容,主要是爲墓主"悼固"卜筮祭禱的記録,其中涉及疾病占卜,但均損壞嚴重。據整理者分析墓主人爲楚國王族,是楚悼王的曾孫[3]。

五、銀雀山 M1 漢簡

1972 年 4 月山東省臨沂銀雀山 M1 發掘出大批竹簡,共編 7 500 餘號,完整的簡不多,大部分是殘片。發掘簡報稱其墓葬年代上限不早於西漢武帝建元元年(前 136),下限不晚於西漢武帝元狩五年(前 118)[4]。竹簡中有一類是關於陰陽、時令、占候之書,其中有涉醫内容。

---

[1] 李均明:《古代簡牘》,第 83 頁。
[2] 中國科學院考古研究所、甘肅省博物館:《武威漢簡》,文物出版社,1964,第 7－9 頁。
[3] 湖北省文物考古研究所、北京大學中文系:《望山楚簡》,中華書局,1995,第 3－6 頁。
[4] 山東省博物館臨沂文物組:《山東臨沂西漢墓發現〈孫子兵法〉和〈孫臏兵法〉等竹簡的簡報》,《文物》1974 年第 2 期,第 15－20 頁。

六、武威旱灘坡漢代醫簡

1972年11月甘肅省武威旱灘坡漢墓中出土了簡牘92枚,其中木簡78枚,木牘14枚。發掘簡報推測該墓葬屬於東漢早期,大約在東漢光武帝或稍後的明、章帝時期[1]。這批簡牘的内容主要是病方,其中有1枚僅書"右治百病方"5字。其醫學内容豐富,還有涉及針灸和服藥的歲時禁忌。

七、馬王堆M3漢代簡帛

1973年底湖南省長沙馬王堆M3出土了大批帛書和竹木簡。該墓出土了一枚紀年木牘,有"十二年二月乙巳朔戊辰"等字樣,以及帶有"軑侯家"銘文的漆器,發掘簡報推測該墓下葬的年代是漢文帝初元十二年(前168)[2]。經整理這批簡帛内容涉及我國古代的思想、歷史、軍事、天文、曆法、地理、醫學等諸多方面。其中,醫學方技類的古籍就有十五種及其中的一種别本。這些醫學方技古籍原缺書名及撰者,經帛書小組據原書主題文字和主要内容分别擬定了書名。在帛書上的有十一種和一種别本:《足臂十一脈灸經》《陰陽十一脈灸經》甲本、《脈法》《陰陽脈死候》《五十二病方》(以上五種合爲一卷帛書)、《去穀食氣》[3]《陰陽十一脈灸經》乙本、《導引圖》(以上三種合爲一卷帛書)、《養生方》《房内記》《療射工毒方》《胎産書》(以上四種合爲一卷帛書)。抄録在竹簡上有《十問》《合陰陽》和《天下至道談》,抄録在木簡上有《雜禁方》。此外,《周易》《經法》《五星占》《天

---

[1] 甘肅省博物館、甘肅省武威縣文化館:《武威旱灘坡漢墓發掘簡報——出土大批醫藥簡牘》,《文物》1973年第12期,第18-21頁。

[2] 湖南省博物館、中國科學院考古研究所:《長沙馬王堆二、三號漢墓發掘簡報》,《文物》1974年第7期,第39-48頁。

[3] 《去穀食氣》:帛書整理小組原作《却穀食氣》。《長沙馬王堆漢墓簡帛集成》(下簡稱《馬集》)認爲"去"當如字讀,訓爲避、除。帛書整理小組將《房内記》《療射工毒方》合爲一書,原擬名爲《雜療方》,《集成》分作兩書。

文氣象雜占》《刑德》《陰陽五行》《出行占》等也有占測生子、疾病、死亡等內容。

八、睡虎地 M11 秦簡

1975 年 12 月湖北省雲夢縣城關西部的睡虎地 M11 出土秦簡 1 100 餘枚，這是我國首次發現秦簡。根據出土的竹簡《大事記》只記到秦始皇三十年(前 217)，以及其他出土文物，發掘簡報推測其墓葬年代爲秦始皇時期[1]。秦簡文字均爲墨書秦隸，其内容主要是秦朝時的法律制度、行政文書以及《日書》等。出土的甲、乙兩種《日書》内容大部分相同，其中有涉及疾病占卜方面的内容。

九、阜陽雙古堆 M1 漢簡

1977 年安徽省阜陽城郊雙古堆發掘了兩座漢墓，兩墓原有東西兩個封土堆，因此稱爲"雙古堆"。兩座漢墓出土的漆器和銅器上有"女陰侯"銘文，漆器銘文上的年代，最長的是"十一年"。結合史書的記載，以及葬式和陪葬物的特點，發掘簡報推斷 M1 墓主人是西漢第二代汝陰侯夏侯竈，卒於漢文帝十五年(前 165)[2]。M1 出土了一批簡牘，因墓葬被盜，簡牘殘破嚴重。出土的《周易》與其他版本不同，還有卜問具體事項的卜辭。其中，就有許多"卜病者"的殘簡，主要是卜問疾病的預後。

十、天星觀 M1 楚墓

1978 年湖北省江陵天星觀 M1 出土完整的竹簡有 70 餘枚，其餘殘斷。發掘簡報稱墓葬的下葬年代應晚於公元前 361 年，在公元前

---

[1] 孝感地區第二期亦工亦農文物考古訓練班：《湖北雲夢睡虎地十一號秦墓發掘簡報》，《文物》1976 年第 6 期，第 1－10 頁。
[2] 安徽省文物工作隊、阜陽地區博物館、阜陽縣文化局：《阜陽雙谷堆西漢汝陰侯墓發掘簡報》，《文物》1978 年第 8 期，第 12－19 頁。

340年前後,即楚宣王或威王時期[1]。簡文內容有"卜筮記録"和"遺策"。"卜筮記録"的竹簡數量較多,大多數是墓主人邸陽君番勝卜筮祭禱的記録,其中一類是貞問憂患及疾病的吉凶。

十一、九店 M56 楚簡

1981—1989年,湖北省江陵九店 M56 出土了205枚竹簡。整理者據墓葬形制、隨葬器物組合關係、器物形態特徵,以及墓葬地點等,推測 M56 屬戰國晚期早段,竹簡是戰國時期楚國的[2]。整理者將竹簡分爲15組,其中第3組"叢辰"和第8組"占出入盜疾"都有涉醫内容。

十二、張家山 M247 漢簡

1983—1984年湖北省江陵張家山 M247 出土竹簡1 236枚,整理者根據墓中所出曆譜推測墓葬時代爲西漢吕后二年(前186)或其後不久[3]。其中有兩部醫書皆自題書名,分別爲《脈書》和《引書》。《脈書》共有竹簡66枚,爲醫經類文獻,内容包括病候、經脈、脈診等,部分簡文與馬王堆帛書《陰陽十一脈灸經》《脈法》《陰陽脈死候》三書相同,爲同書别本。《引書》共有竹簡112枚,爲導引養生類文獻。

十三、放馬灘 M1 秦簡

1986年甘肅省天水放馬灘 M1 出土竹簡460枚,據字迹及竹簡形

---

[1] 湖北省荆州地區博物館:《江陵天星觀1號楚墓》,《考古學報》1982年第1期,第71-115頁。

[2] 湖北省文物考古研究所、北京大學中文系:《九店楚簡》,中華書局,2000,"出版説明"第2頁。

[3] 張家山二四七號漢墓竹簡整理小組:《張家山漢墓竹簡〔二四七號墓〕》,文物出版社,2001,"前言"第1頁。

制分其爲《日書》甲、乙種及《志怪故事》(原題名《墓主記》)。關於這批竹簡的抄寫年代,學界存在較大分歧。根據《墓主記》中的紀年和史書的記載,發掘簡報推測 M1 的下葬年份在秦始皇八年(前 239)冬或九年(前 238)初[1]。程少軒認爲竹簡的抄寫年代在秦統一以後,且不能完全排除晚至漢初的可能性[2]。

十四、嶽山 M36 秦牘

1986 年湖北省江陵嶽山發掘古墓 46 座,M36 爲秦墓,墓主應屬秦國的中下層官吏,出土 2 枚木牘[3]。木牘内容爲《日書》,篇幅不大,第 2 枚木牘涉及問病條文。

十五、秦家咀楚簡

1986—1987 年湖北省江陵秦家咀共發掘楚墓 105 座,發掘簡報稱這批墓葬的上限年代只能到春秋晚期,下限年代當在戰國晚期早段,即公元前 278 年以前[4]。其中 M1、M13、M99 共出土殘簡 41 枚,釋文和圖版尚未完全公布,内容大多屬於卜筮祭禱簡。

十六、包山 M2 楚簡

1987 年湖北省荆門包山 M2 出土有字簡 278 枚,牘 1 枚。内容包括官府文書、卜筮祭禱簡和遣策。其中,有部分卜筮祭禱簡的命辭是圍繞墓主人的病情展開。該墓墓主爲楚左尹邵㐓,下葬於公元前 316

---

[1] 甘肅省文物考古研究所、天水市北道區文化館:《甘肅天水放馬灘戰國秦漢墓群的發掘》,《文物》1989 年第 2 期,第 1-11 頁。

[2] 程少軒:《放馬灘簡式占古佚書研究》,中西書局,2018,第 8 頁。

[3] 湖北省江陵縣文物局、荆州地區博物館:《江陵嶽山秦漢墓》,《考古學報》2000 年第 4 期,第 537-551 頁。

[4] 荆沙鐵路考古隊:《江陵秦家咀楚墓發掘簡報》,《江漢考古》1988 年第 2 期,第 36-43 頁。

年楚曆六月二十五日,生前正值楚懷王當政時期[1]。

十七、周家臺 M30 秦簡

1993年湖北省沙市周家臺 M30 出土竹簡 387 枚[2],木牘 1 枚。竹簡記有秦始皇三十四年(前213)曆譜,木牘載有秦二世元年(前209)曆譜,均爲墓主生前活動記事。發掘簡報稱,M30 的下葬年代應略晚於睡虎地 M11[3]。按竹簡內容可分爲曆譜、《日書》、病方及其他三類。《日書》中有以二十八宿占病,以及"產子占"等涉醫內容。

十八、王家臺 M15 秦簡

1993年湖北省江陵王家臺 M15 出土秦簡 800 餘枚。簡文墨書秦隸,主要內容爲《效律》《日書》《歸藏》等,但是釋文和圖版尚未完全公布。發掘簡報稱,從出土的竹簡內容來看,其年代均不晚於秦代。墓葬相對年代上限不早於公元前 278 年"白起拔郢",下限不晚於秦代[4]。

十九、尹灣 M6 漢簡

1993年江蘇省連雲港市東海縣溫泉鎮尹灣村發掘了 6 座漢墓,其中 M6 出土 133 枚竹簡和 23 枚木牘。M6 所出簡牘有"永始"和"元延"年號,整理者推測爲西漢晚期成帝時物,墓葬時間應不晚於成帝

---

[1] 李均明:《古代簡牘》,第 29 頁。
[2] 《關沮秦漢墓簡牘》一書稱這批竹簡經拼接編聯,其總數計 381 枚(湖北省荊州市周梁玉橋遺址博物館:《關沮秦漢墓簡牘》,中華書局,2001,第 155 頁)。
[3] 湖北省荊州市周梁玉橋遺址博物館:《關沮秦漢墓清理簡報》,《文物》1999 年第 6 期,第 26-47 頁。
[4] 荊州地區博物館:《江陵王家臺 15 號秦墓》,《文物》1995 年第 1 期,第 37-43 頁。

末年。又根據名謁木牘推斷,墓主姓師,名饒,字君兄,生前任東海郡功曹史[1]。簡牘中"博局占"和"刑德行時"兩篇是數術類文獻,有涉醫内容。

二十、葛陵 M1 楚簡

1994年河南省新蔡葛陵村平夜君墓出土楚簡1500餘枚,發掘簡報稱,該墓入葬年代應在戰國中期楚聲王以後[2]。簡文内容大致可分爲兩類:第一類爲卜筮祭禱記録,占絶大多數;第二類爲遣策,數量很少。涉及醫學内容的主要存在於第一類中,從内容和竹簡本身看,第一類又可分爲三種。其中第一種與包山楚簡的卜筮祭禱類簡極爲相似,主要是墓主人平夜君成生前的占卜祭禱記録,以求問病情爲主,其格式亦與包山楚簡相似。

二十一、上海博物館藏戰國楚竹書

1994年上海博物館從香港文物市場購得兩批戰國楚簡,第一批1200餘枚,第二批497枚,整理者推測竹簡是楚國遷郢以前貴族墓中的隨葬物[3]。其中有一部現存最早的《周易》,共58枚簡,但是64卦内容不完整,僅存34卦,且無《易傳》的内容,有3卦爻辭涉及疾病占測。

二十二、孔家坡 M8 漢簡

2000年湖北省隨州市孔家坡M8出土一批竹簡及木牘,因有紀年

---

[1] 連雲港市博物館、中國社會科學院簡帛研究中心、東海縣博物館,等:《尹灣漢墓簡牘》,中華書局,1997,"前言"第1頁。

[2] 河南省文物考古研究所、河南省駐馬店市文化局、新蔡縣文物保護管理所:《河南新蔡平夜君成墓的發掘》,《文物》2002年第8期,第4-19頁。

[3] 馬承源:《前言:戰國楚竹書的發現保護和整理》,載馬承源主編《上海博物館藏戰國楚竹書(一)》,上海古籍出版社,2001,第1-2頁。

文字和曆日,故整理者推斷墓葬年代爲西漢景帝後元二年(前142)[1]。簡牘內容包括一册《日書》、一册《曆譜》和一方《告地書》。《日書》出土狀況良好,抄寫篇目較多,內容豐富,是西漢《日書》的代表之作。

二十三、香港中文大學文物館藏簡牘

香港中文大學文物館歷年入藏簡牘259枚,按時代劃分,絕大部分爲漢簡,只有10枚戰國楚簡及1枚東晉解除木牘[2]。西漢《日書》簡是這批簡牘中的大宗,共109枚,其中有涉及生老病死的內容,但數量不多。

二十四、印臺漢簡

2002—2004年湖北省荆州印臺墓地九座西漢墓共出土竹木簡2 300餘枚,木牘60餘枚,內容分爲文書、卒薄、曆譜、編年記、《日書》、律令以及遣策、器籍、告地書等。文書中有西漢景帝前元二年(前155)臨江國丞相收到中央政府丞相申屠嘉下達文書的記錄。編年記所見有秦昭(襄)王、始皇帝和西漢初年的編年、史實,《日書》內容與睡虎地秦簡有類似之處[3]。簡牘的釋文和圖版尚未完全公布。從已披露的內容來看,《日書》中的"建除"篇有涉醫內容。

二十五、清華大學藏戰國竹簡

2008年7月清華大學入藏一批竹簡,時代屬於戰國中晚期,以書

---

[1] 湖北省文物考古研究所、隨州市考古隊:《隨州孔家坡漢墓簡牘》,文物出版社,2006,第33頁。

[2] 陳松長:《香港中文大學文物館藏簡牘的內容與價值淺説》,載陳松長編著《香港中文大學文物館藏簡牘》,香港中文大學文物館,2001,第5頁。

[3] 鄭忠華:《印臺墓地出土大批西漢簡牘》,載荆州博物館編著《荆州重要考古發現》,文物出版社,2009,第204-208頁。

籍爲主[1]。其中有3首病方,是現存最古老的病方簡。此外,有63枚簡,原無篇題,每枚簡尾正面標有編號,整理者命名爲《筮法》。《筮法》記述了占筮的原理和方法,包含大量以數字卦表現的占例。并把常見的占問事項分作十七類,稱爲"十七命",其中"死生""瘳""志事"都涉及疾病占測。

二十六、北京大學藏西漢竹書

2009年初北京大學獲贈一批從海外回歸的西漢竹簡,這批漢簡全部屬於古代書籍,未見文書類文獻,故稱之爲"西漢竹書"。據整理者推測,這批竹書的抄寫年代應主要在漢武帝後期,下限不晚於宣帝[2]。竹書含有近20種古代文獻,基本涵蓋了《漢書·藝文志》的古書分類法"六略"中的各大門類,方技書約存710多枚,數術書《荊決》中也有涉醫内容。

二十七、北京大學藏秦簡牘

2009年北京大學獲贈一批從海外回歸的秦簡牘,經整理共有竹簡761枚、木簡21枚、木牘6枚、竹牘4枚、木觚1枚。整理者推測這批簡牘的抄寫年代大約在秦始皇時期(前221—前210),簡牘的原主人可能是秦南郡的地方官吏。這批簡牘内容涉及秦代政治、地理、社會經濟、文學、數學、醫學、曆法、方術等諸多領域[3]。其中,醫學文獻主要是病方,方術文獻中也有涉及疾病占測的内容。

---

[1] 李學勤:《清華簡整理工作的第一年》,《清華大學學報(哲學社會科學版)》2009年第5期,第5-6頁。

[2] 北京大學出土文獻研究所:《北京大學藏西漢竹書概説》,《文物》2011年第6期,第49-56頁。

[3] 北京大學出土文獻與古代文明研究所:《北京大學藏秦簡牘(壹)》,上海古籍出版社,2023,"前言"第1頁。

二十八、天回老官山 M3 漢簡

2012年7月至2013年8月四川省成都市天回鎮老官山M3出土了920枚竹簡,墓葬年代推測在西漢景帝、武帝時期[1]。M3出土的竹簡源自兩處箱底,編號分別是M3:121和M3:137。其中,M3:121共計736枚(一說730枚),竹簡内容除了一種法律文書外,餘皆是醫書。因竹簡曾由不同的整理組進行整理,故關於竹簡的名稱、分類和醫書擬名均存有分歧。這批竹簡最先稱作"老官山漢簡",後更名爲"天回醫簡"。考慮到"天回"轄區範圍過大,老官山M3出土竹簡并非僅限醫書,本書稱爲"天回老官山漢簡"。至於其中醫書的分類,尤其是編號爲M3:121竹簡醫書的分類,更是經過多次調整[2]。本書參考《天回醫簡》一書的分類,M3:121竹簡醫書分爲6種,包括《脈書・上經》《脈書・下經》《順逆五色脈藏驗精神》《犮理》《刺數》

---

[1] 成都市文物考古研究所、荆州文物保護中心:《成都市天回鎮老官山漢墓》,《考古》2014年第7期,第59-70頁。關於M3出土竹簡的數量有分歧,《四川成都天回漢墓醫簡整理簡報》(《文物》2017年第12期,第48-57頁)一文稱M3出土竹簡951枚,《天回醫簡的發現與整理(代前言)》(天回醫簡整理組:《天回醫簡》,文物出版社,2022)則稱930枚。

[2] 最初,謝濤等將M3:121中的醫書分爲8部,包括7部無題名醫書初步定名爲《敝昔醫論》《脈死候》《六十病方》《病源論》《諸病症候》《經脈書》《歸脈數》,以及1部自題名醫書,簡稱爲《五色脈臟論》(成都文物考古研究所、荆州文物保護中心:《成都市天回鎮老官山漢墓》,《考古》2014年第7期,第59-70頁)。之後,梁繁榮等提出將M3:121中的醫書拆分合并,調整爲9部,分別是《敝昔診法》《診治論》《六十病方》《諸病一》《諸病二》《十二脈(附相脈之過)》《別脈》《刺數》《逆順五色脈藏驗精神》(梁繁榮、王毅、李繼明:《揭秘敝昔遺書與漆人——老官山漢墓醫學文物文獻初識》,四川科學技術出版社,2016)。其後,柳長華等將M3:121中的醫書分爲5部,分別是《脈書・上經》《脈書・下經》《治六十病和齊湯法》《刺數》《逆順五色脈臧驗精神》(中國中醫科學院中國醫史文獻研究所等:《四川成都天回漢墓醫簡整理簡報》,《文物》2017年第12期,第48-57頁)。最後,《天回醫簡》一書則將M3:121中的醫書分爲6部,即《脈書・上經》《脈書・下經》《逆順五色脈臧驗精神》《犮理》《刺數》《治六十病和齊湯法》。

《六十病方》[1]。

二十九、胡家草場 M12 漢簡

2018年10月至2019年3月湖北省荆州胡家草場 M12 出土了4 636 枚竹木簡（含殘損簡），6 枚木牘。整理者初步判斷胡家草場 M12 應爲漢文帝時期的墓葬，下葬年代不早於漢文帝後元元年（前163）[2]。簡牘内容包括曆法、法律、數術、病方及雜方等。其中，病方及雜方與周家臺秦簡"病方及其他"和北大秦簡"病方"接近。《五行日書》中，也與尹灣漢簡"刑德行時"相近的内容。

第二節　相關研究回顧

在出土戰國秦漢時期的簡帛中，有不少關於疾病預測的内容，既有從醫學角度進行論述，又有從數術角度作闡述的。當時的醫家主要通過對某些疾病的臨床觀察和治療，根據症狀、脈象、病位、病機，以及治療後的情況反饋，摸索出疾病發展規律，從而對某些疾病轉歸作出預測。數術家主要根據陰陽、五行、八方、十二律、二十八宿等占測疾病。

一、簡帛醫書

簡帛醫書中關於疾病預測的内容，主要記載於《陰陽脈死候》《足臂十一脈灸經》《陰陽十一脈灸經》等醫經類著作與《五十二病方》《六十病方》和武威醫簡等方書中。

---

[1]《六十病方》：《天回醫簡》一書命名爲《治六十病和齊湯方》，本書從簡，採用《六十病方》一名。

[2]　荆州博物館：《湖北荆州市胡家草場墓地 M12 發掘簡報》，《考古》2020年第2期，第3-20頁。

余自漢指出馬王堆帛書《陰陽脈死候》是主要描述由表知裏診斷致死性疾病方法的文獻,《靈樞·經脈》繼承其關於人體某一部分或器官出現了病態,提示人體的某一部分發生了嚴重問題這種由此知彼、亦即由表知裏的診斷大法[1]。丁媛研究了馬王堆帛書《陰陽脈死候》《足臂十一脈灸經》中關於三陽、三陰病預後的內容,其結論是:三陽脈屬天氣,主外、主表,所患之病較輕;三陰脈屬地氣,主內、主殺,所患之病凶險,預後差。還列舉了兩首武威醫簡中的藥方,方中詳細記載了服藥後疾病的預後轉歸情况[2]。王一童等披露了天回老官山漢簡《敝昔診法》中有五死徵的内容,其内容尚存兩條(簡49和簡54)。根據"唇反人盈""汗出如貫珠"的外症特點判斷"肉死""氣死",可知扁鵲診法注重通過形體症狀診察疾病,推測預後。其中簡49還從五行生克的角度對"肉死"的預後進行分析,認爲木(甲)克土(肉),故"肉死"逢"甲"則變化[3]。

梁繁榮等指出天回老官山漢簡《敝昔診法》尤其强調脈診的重要性,認爲脈診對判斷死生有巨大作用[4]。王一童等指出天回老官山漢簡《敝昔診法》在五色内應五臟氣的基礎上,論述了"五色相乘"以判斷疾病預後的内容,并列舉了8條簡文。從殘存的内容可以看出,《敝昔診法》多以"某色乘某色"作爲診斷疾病及預後的依據,如"敝昔曰:白乘白病自已,所謂白乘白者☐";"倉(蒼)乘倉(蒼)可治而久";"黑乘黑曰奪血,不甬(痛),發爲水,重(腫)以足始";"赤乘黑,不治,以冬死"等。同色相乘者,其病可治或可以自愈;而得相克之色者,其

---

[1] 余自漢:《帛書〈陰陽脈死候〉和〈靈樞·經脈篇〉》,《中華醫史雜志》1984年第4期,第243-244頁。

[2] 丁媛:《從出土簡帛看中國早期時空醫學思想》,上海中醫藥大學碩士學位論文,2009。

[3] 王一童、李繼明、賈波:《〈敝昔診法〉的診斷理論探析》,《中華中醫藥雜志》2017年第5期,第2276-2279頁。

[4] 梁繁榮、王毅、李繼明:《揭秘敝昔遺書與漆人——老官山漢墓醫學文物文獻初識》,第88頁。

病爲不治之症[1]。梁繁榮等披露了天回老官山漢簡《諸病》書中關於病症預後判斷的內容較多,有的以症狀變化判斷預後,如"馬尤當節而潰,不死而久";"傷中,腹種(腫)而痛,垂囊有氣而痛,腹齊(臍)盡伥(脹)而後農(膿),不可治"。有的結合病位判斷預後,如"金傷,傷三手,從陰及陽脈死"[2]。〔日〕廣瀨薰雄探討了天回老官山漢簡中所見的診損至脈論。所謂診損至脈論是關於呼吸次數和脈搏次數比例的理論。首先確定"平"(正常)之脈的呼吸次數和脈搏次數的比例,以此爲標準,把脈搏次數比"平脈"多的脈叫"至脈",少的脈叫"損脈"。然後根據"至脈"和"損脈"的嚴重程度,診斷出疾病的嚴重程度[3]。

二、涉醫簡牘

涉醫簡牘中關於疾病占測的內容,主要見於《日書》類文獻和戰國卜筮簡。《日書》是秦漢時期頗爲流行的數術類文獻,彙編了各種選擇時日和歲日禁忌的資料,主要用於推擇時日、卜斷吉凶。"日書"這一名稱最初是依據睡虎地秦墓M11《日書》乙種標有"日書"這一書名而確定的。出土《日書》類文獻中涉及疾病預測內容的主要有睡虎地秦簡《日書》甲乙種、放馬灘簡《日書》甲乙種、孔家坡漢簡《日書》、九店楚簡等。

劉樂賢將睡虎地秦簡甲種《日書》"病"篇對照敦煌文獻《發病書》中的"推十干病法",發現兩者有許多相同之處,并將"病"篇的内容按照五行學說排列,認爲是日者們按照五行學說製定出來的。又將睡虎地秦簡《日書》乙種簡157~180命名爲"十二支占卜"篇,與敦

---

[1] 王一童、李繼明、賈波:《〈敝昔診法〉的診斷理論探析》。
[2] 梁繁榮、王毅、李繼明:《揭秘敝昔遺書與漆人——老官山漢墓醫學文物文獻初識》,第205頁。
[3] 〔日〕廣瀨薰雄:《談老官山漢簡醫書中所見的診損至脈論》,載廣瀨薰雄著《簡帛研究論集》,上海古籍出版社,2019,第517-539頁。

煌文獻《發病書》中的"推得病日法"相比較,認爲隋唐時代的占病術較先秦時代更爲精細[1]。〔日〕工藤元男將睡虎地秦簡《日書》中疾病相關的資料逐一列出,將其中涉及病因、疾病轉歸與時間與災禍及其方位的相生、相勝關係,十二支與疾病吉凶的關係等詳細整理成了表格,并論述了當時人們是如何看待病因的,探討這些病因與鬼神信仰的關係,以及與馬王堆漢墓出土《五十二病方》的關聯等[2]。

  程少軒發現放馬灘簡"三十六禽占"將三十六禽分別配以各種顏色和疾病。這種配置方式,與《易緯·通卦驗》中一段講述二十四節氣的文字十分相似。兩種文獻結構上有兩點相似:一是以時間段對應病症;二是顏色的變化呈現一定規律性,都是五色組合的變換。兩者對應之病症的不同點在於,"三十六禽占"多爲發病的身體部位,而《易緯·通卦驗》多爲發病部位加發病症狀。推測"三十六禽占"的一系列病名很可能不是隨機排列,而是來自古人長期積累的醫學經驗[3]。陳偉認爲放馬灘秦簡《日書》乙種簡350、簡192爲"占病祟除文",簡182~簡190第三欄的圖爲"占病祟除圖"。簡文解讀方面,"祟"字的正確辨識是關鍵所在。從"一天"至"九水"提到的種種事物,可以歸結爲作祟致病的鬼神一類。"除"指解除,也是針對祟而言[4]。程少軒認爲放馬灘簡350"占病祟"的內容是講以餘數占病,貞卜以確定作祟之鬼神。"除"讀爲"餘",即餘數[5]。程少軒指出放馬灘簡"鐘律式占"有一段利用建除占卜疾病的文字,原來應該完整編排了十二個建除術語,這組建除術語與睡虎地秦簡《日書》乙種

---

  [1] 劉樂賢:《睡虎地秦簡日書研究》,文津出版社,1994,第116-121、368-374頁。

  [2] 〔日〕工藤元男:《睡虎地秦簡「日書」における病因論と鬼神の関係について》,《東方學》第88輯,1994,第33-53頁。

  [3] 程少軒:《放馬灘簡式占古佚書研究》,第118-122頁。

  [4] 陳偉:《放馬灘秦簡日書〈占病祟除〉與投擲式選擇》,《文物》2011年第5期,第85-88頁。

  [5] 程少軒:《放馬灘簡式占古佚書研究》,第168頁。

"徐"篇基本一致,而與放馬灘簡《日書》乙種"建除"篇建除系統的術語不同[1]。程少軒還指出放馬灘簡編號爲《日書》乙種的345、348、338、335、358a、364b諸簡,均應屬於"鐘律式占",其内容爲對疾病的兩種占卜。一種是以日、辰、時數相加,根據十位與個位數字的差值來占卜疾病的預後。另一種是以日、辰、時數相加再乘以三,利用所得數求取鐘律,再根據鐘律對應之地支與得病時間之地支的前後關係來判斷疾病是否痊愈;如果占卜的結果是没有痊愈,再根據鐘律對應地支在當月的建除來診斷疾病的預後[2]。

楊華將楚地出土《日書》中關於疾病占卜的方法進行了系統歸納,發現疾病占卜主要是根據五行(包括方位、顔色、材質等)、建除、星辰、人日等原理。例如,睡虎地秦簡《日書》甲種"病"篇和乙種"有疾"篇内容大致相同,按日期和十干占卜疾病的病源、病愈時間等,將十天干分配到五行中,又與五方和五色搭配[3]。丁媛梳理了各地出土《日書》中的疾病占卜記時方法,分爲十天干記日占卜、十二地支記日占卜、六十甲子記日占卜、時段占卜、星宿占卜等[4]。朱玲等指出睡虎地秦簡《日書》甲種"病"篇與《素問·藏氣法時論》有較爲相似的論述,都是以天干形式論述疾病發生、發展、變化。但也有所區别:"病"篇中疾病的緩解、好轉是基於五行相勝(相克)規律,例如"甲乙有疾"屬木,"庚辛"爲金,金勝木,故病"間、酢";《素問·藏氣法時論》則是"邪氣之客於身也,以勝相加,至其所生而愈,至其所不勝而甚,至於所生而持,自得其位而起",例如肝病(屬木),愈在丙丁(木生火),丙丁不愈,加于庚辛(金克木),庚辛不死,持於壬癸(水生木),起

---

[1] 程少軒:《放馬灘簡〈鐘律式占〉"建除占疾"復原》,《中國文字研究》2018年第2期,第72-75頁。

[2] 程少軒:《放馬灘簡〈鐘律式占〉"問病占疾"卜法考》,《簡帛研究》2018年(春夏卷),第101-107頁。

[3] 楊華:《出土日書與楚地的疾病占卜》,《武漢大學學報(人文科學版)》2003年第5期,第564-570頁。

[4] 丁媛:《從出土簡帛看中國早期時空醫學思想》。

於甲乙(屬木)[1]。

戰國卜筮簡中,涉及疾病貞問的主要有望山楚簡、天星觀楚簡、秦家咀楚簡、包山楚簡、葛陵楚簡等。陳偉認爲包山卜筮簡明顯分作歲貞和疾病貞兩種類型:歲貞占卜一年的吉凶,大致每年舉行一次;疾病貞則視病情而定,有的年份完全不施,有的年份却一再舉行[2]。陳偉指出葛陵楚簡中的卜筮祭禱類簡從内容和竹簡本身看,可分爲三種,其中第一種與包山卜筮祭禱類簡極爲相似,主要是墓主人平夜君生前的占卜祭禱記録,内容以求問病情爲主[3]。宋華强探討了葛陵楚簡中疾病貞的時間,發現主要集中在"王徙於鄩郢之歲"的夏夕和八月。并根據簡文的記載推測平原君成的病情發展,還進一步指出平夜君成生病而貞問徙處方位的原因有二:① 古人常把居處方位跟吉凶聯繫起來。② 當時平夜君成正患疥瘡之疾,這是一種常見皮膚病,因久處潮熱環境所引起[4]。蔡麗利對楚卜筮簡的内容進行分類,歸納了貞卜原因,其中一類即疾病貞卜。還對疾病類詞語作了輯證,并比較分析了各墓主所患病症[5]。周聖堃認爲楚卜筮簡中卜問疾病占了很大比例,主要包括三個方面:一是對病因的詢問,是否有鬼神作祟;二是對病情趨勢的預測;三是對疾病結果的貞問,是否影響生死[6]。楊華將楚卜筮簡納入《日書》的疾病占卜體系中思考,發現包山簡和望山簡中已存在用《日書》進行占病的記録。同時指出我

---

[1] 朱玲、吉文輝:《睡虎地秦簡〈日書〉醫療疾病史料淺析》,載《2006年江蘇省博士研究生學術論壇論文集》,2006,第38-42頁。
[2] 陳偉:《試論包山楚簡所見的卜筮制度》,《江漢考古》1996年第1期,第86-89頁。
[3] 陳偉:《葛陵楚簡所見的卜筮與禱祠》,載《出土文獻研究》第六輯,上海古籍出版社,2004,第34-42頁。
[4] 宋華强:《新蔡葛陵楚簡初探》,武漢大學出版社,2010,第74-79頁。
[5] 蔡麗利:《楚卜筮簡綜合研究》,吉林大學博士學位論文,2012。
[6] 周聖堃:《戰國楚簡所見疾病的預防與治療研究》,西南大學碩士學位論文,2012。

們不能根據古代占卜的幾率,來研究古人的健康狀況,但至少可以得出這樣的結論,即當時祝史們所設定的病卜選擇比例,與當時民間病患者的生死可能性之間,是存在某種對應關係的[1]。

三、既往研究評述

醫經類和方書類簡帛文獻中都有不少涉及疾病預測的内容,但研究成果寥若晨星。從目前的研究進展來看,《陰陽脈死候》《足臂十一脈灸經》中關於"三陽病""三陰病"的疾病預後,以及"五死"症候等,目前已有個别學者論及。但對《陰陽十一脈灸經》中足三陰脈"所產病"的死症則鮮有論及。例如,鉅陰脈出現"心煩""心甬(痛)與復(腹)張(脹)""唐(溏)泄"等症狀,其預後不良,會導致死亡。《五十二病方》、武威醫簡、《六十病方》等方書中有不少病方會對其療效作出預判,有的疾病認爲用藥後即能康復,例如《五十二病方》中"狂犬齧人"認爲將"恒石"敷在傷口上即可"巳(已)矣";有些疾病則認爲要反復用藥才能康復,例如《五十二病方》中"瘻〈瘴〉,弱(溺)不利,脬盈者方"服藥後指出"藥盡更爲,病巳(已)而止";有的難以治癒的疾病還要逐漸加大服藥劑量方可起效,例如《六十病方》中"治欬",服用藥丸"始吞一,不知吞二,不知吞三"。此外,天回老官山漢簡有不少簡文涉及疾病預測,且許多内容未見於之前出土的簡帛醫書,因其圖版和釋文近期才得以完全公布,故研究成果也較少。總之,目前關於簡帛醫書中疾病預測的研究較少且内容零散,没有作系統的整理、歸納和分析,尤其是對當時預測疾病的方法和原理等研究更是少之又少。

《日書》類文獻、戰國卜筮簡等涉醫簡牘中,疾病占測是其重要的組成部分,既往研究主要就占測的原因和原理,墓主的病情發展等展

---

[1] 楊華:《出土日書與楚地的疾病占卜》,《武漢大學學報(人文科學版)》2003年第5期,第564-570頁。

開研究。研究成果較爲豐富,但大多以某一具體文獻爲研究對象,導致碎片式的研究較多,缺乏全面的、綜合的、系統的研究。此外,與古醫籍的對比研究也有所欠缺,僅有朱玲等將《日書》的疾病占測與《素問·藏氣法時論》比較研究,可惜朱文只有淺顯的對比,未作具體而深入地探討和分析。此類文獻中的疾病占測雖然充滿了巫術和數術色彩,但戰國卜筮簡中涉及的病症,都是墓主真實的病症,而《日書》類文獻中所羅列的病症,可能源自當時人們對病症的認識與醫學經驗的積累,有其科學的萌芽意義。

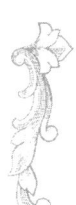

第二章
症候與疾病預後

症候,指某種病證具有特定關聯性的一組臨床症狀和體徵。古人常常將危重階段出現的臨床症候予以歸納總結,對每條經脈的症候逐一描述,還就某類疾病可能出現的不同症候分類闡述。疾病預後,指預測疾病的病程發展和結局。臨床症候是判斷疾病預後的重要依據,因此在叙述症候的同時,往往對其預後作出判斷。

第一節 五死徵與六痛

五死徵,即五種病危的臨床症候。馬王堆帛書《陰陽脈死候》第 2/85 行有"五死",指出"五者扁(偏)有,則不沽〈活〉"。張家山漢簡《脈書》簡 52 謂之"死徵",指出"凡徵五,一徵見(現),先〈無〉活人"。天回老官山漢簡《脈書·上經》也有相關內容,但簡文多有殘缺,僅有兩條較爲完整。現將簡帛中的五死徵,列表如表 2-1。

表 2-1 簡帛所見五死徵對照表

馬王堆帛書	張家山漢簡	天回老官山漢簡
脣反人盈[1],則肉【先死】	脣反人盈,則肉先死	脣反人盈,肉已死,甲及乙□已□

---

[1] 脣反人盈:原整理小組注引《靈樞·經脈》"人中滿則脣反",指出是人中部抽搐而使脣緣外翻。

續　表

馬王堆帛書	張家山漢簡	天回老官山漢簡
【齦齊齒長，則】骨先死	齦齊齒長，則骨先死	
面黑目環（瞏）視衺[1]（䀎），則氣先死	面黑目圜視雕（䀎），則血先死	面黑紫汨□□□
汗出如絑（珠），傅而不流，則血先死	汗出如□[2]（珠），榑（傅）而不流，則氣先死	汗出如貫朱（珠），榑（搏）不流，氣已死，朝則夕死，夕□[3]□
舌捆（卷）囊（槖）卷（拳）[4]，【則筋（筋）】先死	舌捆（卷）槖拳，則筋先死	舌巷〈卷〉□寒□

　　由表2-1可知，馬王堆帛書和張家山漢簡中"血先死"和"氣先死"的症候正好互易。天回老官山漢簡"氣已死"症候與張家山漢簡"氣先死"症候一致，天回老官山漢簡多了預後判斷。值得一提的是，此三種簡帛皆不避漢惠帝劉盈諱，推測五死徵之成說當早於漢惠帝時期。《靈樞》《難經》《針灸甲乙經》《脈經》《備急千金要方》《外臺秘要方》等傳世醫籍中也有類似記載，其中"盈"字皆因避諱改作"滿"字，但各本所載或多或少皆有不同。《難經·二十四難》較五死增加了"毛先死"和"志先死"。《備急千金要方》保存了不少唐以前的醫學文獻，相關內容分散記載在卷十一、十三、十五、十七、十九，其來源有二：一是見於"五藏脈論"篇，與簡帛中的五死徵名稱相同。二是見

---

[1] 衺：《馬集》釋作"裒"。陳劍指出應改釋爲"衺"，與張家山漢簡《脈書》的"雕"字，俱應讀爲"䀎"，意思是目熟視（陳劍：《讀簡帛醫書零札四則》，《中醫藥文化》2022年第5期，第406-409頁）。其說可從，故據改。

[2] □：原整理者釋作"絲"。《馬集》指出張家山漢簡本《脈書》簡51此字左半偏旁漫漶，右半從"朱"清晰可辨，原整理者徑釋爲"絲"，失之。

[3] □：原殘，圖版作，整理者補釋爲"朝"，存疑。

[4] 槖拳：張家山漢簡作"槖拳"，皆指陰囊拳縮。《說文·木部》："槖，囊也。"

於"六極"篇,多了"志先死",其內容可能來自扁鵲一派的著作,在每一死候前皆謂"扁鵲曰"或"扁鵲云"。現將《難經·二十四難》和《備急千金要方》中的相關內容列表如表2-2。

表2-2 《難經·二十四難》與《備急千金要方》對照表

《難經·二十四難》	《備急千金要方》	
足太陰氣絕,則脈不榮其口脣。口脣者,肌肉之本也。脈不榮,則肌肉不滑澤。肌肉不滑澤,則肉滿。肉滿,則脣反。脣反,則**肉先死**。甲日篤,乙日死	足太陰氣絕,則脈不營其口脣。口脣者,肌肉之本也。脈弗營,則肌肉濡。肌肉濡,則人中滿。人中滿,則脣反。脣反者,**肉先死**,甲篤乙死,木勝土也(卷十五《脾藏脈論》)	扁鵲曰:肉絕不治,五日死,何以知之?皮膚不通,外不得泄。凡肉應足太陰,太陰氣絕,則脈不營其肌肉。脣反者,氣盡則**肉先死**,使良醫妙藥終不治也(卷十五《肉極》)
足少陰氣絕,即骨枯。少陰者,冬脈也,伏行而溫於骨髓。故骨髓不溫,即肉不著骨。骨肉不相親,即肉濡而却。肉濡而却,故齒長而枯[1],髮無潤澤者,**骨先死**。戊日篤,己日死	足少陰氣絕,則骨枯。少陰者,冬脈也。伏行而濡滑骨髓者也。故骨不濡,則肉不著骨也。骨肉不相親,即肉濡而却。肉濡而却,故齒長而垢,髮無澤。髮無澤者,**骨先死**,戊篤己死,土勝水也(卷十九《腎藏脈論》)	扁鵲云:骨絕不治,齮[2]而切痛,伸縮不得,十日死。骨應足少陰,少陰氣絕,則骨枯,髮無澤,**骨先死**矣(卷十九《骨極》)
足厥陰氣絕,則筋縮引卵與舌卷。厥陰者,肝脈也。肝者,筋之合也。筋者,聚於陰器而絡於舌本。故脈不榮,則筋縮急。筋縮急,即引卵與舌。故舌卷卵縮,此**筋先死**。庚日篤,辛日死	足厥陰氣絕,則筋縮引卵與舌。厥陰者,肝脈也。肝者,筋之合也。筋者,聚於陰器,而脈絡於舌本。故脈弗營,則筋縮急。筋縮急,則引卵與舌。故脣青、舌卷、卵縮,則**筋先死**,庚篤辛死,金勝木也(卷十一《肝藏脈論》)	扁鵲云:筋絕不治,九日死,何以知之?手足爪甲青黑,呼罵口不息。筋應足厥陰,足厥陰氣絕,則筋縮引卵與舌,**筋先死**矣(卷十一《筋極》)

[1] 枯:此後疑脫"則髮無潤澤"五字。
[2] 齮:《玉篇·疒部》"齮,骨節疼"。

續　表

《難經·二十四難》		《備急千金要方》	
手少陰氣絶，則脈不通。脈不通，則血不流。血不流，則色澤去。故面黑如梨[1]，**此血先死**。壬日篤，癸日死		手少陰氣絶，則脈不通。少陰者，心脈也。心者，脈之合也。脈不通，則血不流。血不流，則髮色不澤，面黑如漆柴者，**血先死**，壬篤癸死，水勝火也（卷十三《心藏脈論》）	扁鵲云：脈絶不治，三日死。何以知之？脈氣空虚，則顔焦髮落。脈應手少陰，手少陰氣絶，則脈不通，**血先死**矣（卷十三《脈極》）
手太陰氣絶，即皮毛焦。太陰者，肺也，行氣温於皮毛者也。氣弗榮，則皮毛焦。皮毛焦，則津液去。津液去，即皮節傷。皮節傷，則皮枯毛折。毛折者，則**毛先死**。丙日篤，丁日死	六陽氣俱絶者，則陰與陽相離。陰陽相離，則腠理泄，絶汗乃出，大如貫珠，轉出不流，即**氣先死**。旦占夕死，夕占旦死	手太陰氣絶，則皮毛焦。太陰者，行氣温皮毛者也。氣弗營，則皮毛焦。皮毛焦，則津液去。津液去，則皮節傷。皮節傷者，則爪—作毛枯毛折。毛折者，則**氣先死**，丙篤丁死，火勝金也（卷十七《肺藏脈論》）	扁鵲曰：氣絶不治，喘—作奔而冷汗出，二日死。氣應手太陰，太陰氣絶，則皮毛焦，**氣先死**矣（卷十七《氣極》）
三陰氣俱絶者，則目眩轉，目瞑。目瞑者，爲失志。失志者，則**志先死**。死，即目瞑也			扁鵲曰：五陰氣俱絶，不可治。絶則目系轉，轉則目精奪，爲**志先死**，遠至一日半日，非醫所及矣（卷十九《精極》）

傳世醫籍所載内容最突出的特點是：增加了臟腑經脈和陰陽五行學説，更重視醫理的闡釋。其中，肉、骨、筋、血與足太陰、足少陰、足厥陰、手少陰四脈的搭配頗爲固定，唯獨手太陰脈存有分歧。《靈樞·經脈》與《難經·二十四難》同，"手太陰氣絶"爲"毛先死"；《脈

[1] 梨：讀爲"黧"，《針灸甲乙經》卷二第一上作"黧"。

經》卷三和《外臺秘要方》卷十六則與《備急千金要方》同,"手太陰氣絕"爲"氣先死"。《難經·二十四難》又謂"六陽氣俱絕"爲"氣先死",其症狀表現爲"絕汗乃出,大如貫珠,轉出不流",預後是"旦占夕死,夕占旦死",都與表2-1中的張家山漢簡"氣先死"和天回老官山漢簡"氣已死"相近。至於表2-2中的"志先死"的病因,《難經·二十四難》謂"三陰氣俱絕",《備急千金要方》卷十九、《外臺秘要方》卷十六和《靈樞·經脈》皆是"五陰氣俱絕"。"五陰",即上文足太陰、足少陰、足厥陰、手少陰、手太陰,頗疑《難經》中的"三"字爲"五"之壞文。

馬王堆帛書和張家山漢簡中的五死徵,屬危重症候,預後差,但未對疾病死期作出時日預測。天回老官山漢簡雖有關於預後的內容,但簡文殘缺嚴重。在傳世醫籍中,詳細記載病症的預後情況,包括在某個天干日加重,在某個天干日死亡。其原理是五行相克,即日干之五行勝五臟之五行者病症加重,甚至死亡。具體內容詳見表2-3。

表2-3 傳世醫籍所載五死預後對應表

先死	經脈氣絕	五臟(五行)	篤日/死日(五行)	原理
肉	足太陰	脾(土)	甲/乙(木)	木勝土
骨	足少陰	腎(水)	戊/己(土)	土勝水
筋	足厥陰	肝(木)	庚/辛(金)	金勝木
血	手少陰	心(火)	壬/癸(水)	水勝火
毛/氣	手太陰	肺(金)	丙/丁(火)	火勝金

簡帛中的五死徵各自表現出特有的症狀,這在傳世醫籍中也得以繼承。例如,張家山漢簡中的五死徵大多能在《難經·二十四難》中找到相對應的症狀,見圖2-1。

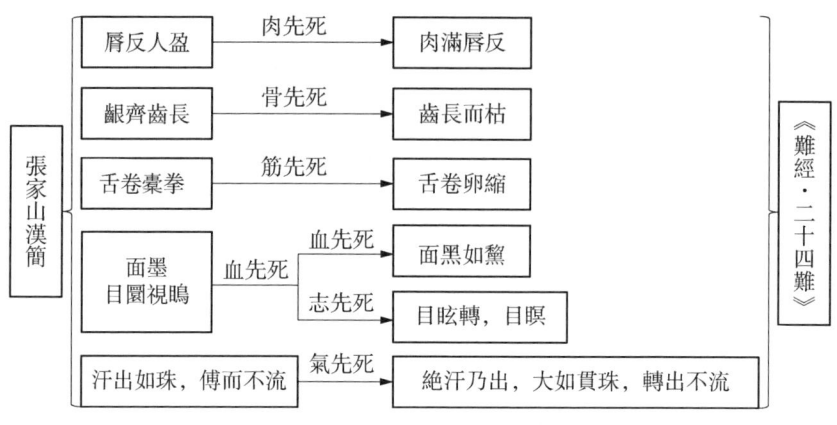

图 2-1　死徵症状对应图

由图 2-1 可知,张家山汉简中"血先死"的症状一分为二,面色黑依然是"血先死",而眼部症状则归入新增的"志先死"。从中反映了"志先死"的出现并非凭空产生,可能源自医学理论的改造。

关于表 2-1 中马王堆帛书和张家山汉简"血先死"和"气先死"症状互易现象,目前较为普遍的观点是认为"血""气"二字误倒,至于帛本和简本孰是孰非,仍存有争议。马继兴认为帛本正确[1],《马集》则认为帛本或当据简本改。导致这种文本差异,除了文字误倒的原因之外,或许也体现出医学理论构建之初的多样性和不稳定性。不同医家或者医派在构建或改造医学理论之时,采用了不同的学术主张或者选择方式,从而造成文献的差异。例如,表 2-2 中《备急千金要方》分别记载在"五藏脉论"篇和"六极"篇的相关内容,就反映出不同医家或医派对五死徵的理论改造。

又如,"面黑""齿长""舌卷"等症状,又见于《素问·诊要经终论》和《灵枢·始终》,用以论述三阳三阴脉之终的症候。较之《难经·二十四难》所载既有联系,又有区别。现将《素问·诊要经终论》

---

[1] 马继兴:《马王堆古医书考释》,湖南科学技术出版社,1992,第 310-311 页。

與《難經·二十四難》(摘録)所載相關内容列表對比如表2-4：

表2-4 《素問·診要經終論》與《難經·二十四難》對照表

《素問·診要經終論》	《難經·二十四難》
太陽之脈,其終也,戴眼反折瘛瘲,其色白,**絶汗乃出**,出則死矣	六陽氣俱絶者……**絶汗乃出**,大如貫珠,轉而不流
少陽終者,耳聾,百節皆縱,**目睘絶系**。絶系,一日半死。其死也,色先青白,乃死矣	三陰氣俱絶者,則**目眩轉,目瞑**
陽明終者,口目動作善驚妄言,色黄,其上下經盛不仁,則終矣	
少陰終者,**面黑齒長而垢**,腹脹閉,上下不通而終矣	足少陰氣絶……**齒長而枯** 手少陰氣絶……**面黑如梨**(鷙)
太陰終者,腹脹閉不得息,善噫善嘔,嘔則逆,逆則面赤,不逆則上下不通,不通則面黑**皮毛焦**而終矣	足太陰氣絶……唇反 手太陰氣絶……**皮毛焦**
厥陰終者,中熱嗌乾,善溺心煩,甚則**舌卷卵上縮**而終矣	足厥陰氣絶……**舌卷卵縮**

王冰注："終,謂盡也。"張介賓注："終者,氣盡之謂。"經脈"終者"與經脈"氣絶"義近。《素問·診要經終論》中的"面黑""齒長""舌卷"等症狀不僅與《難經·二十四難》同,而且所對應的經脈也相同。此外,簡帛中的"目睘"一症,在《難經·二十四難》已改成"目眩轉,目瞑",然而在《素問·診要經終論》中得以保留。我們有理由懷疑《素問·診要經終論》中關於經脈之終的内容,也可能直接來源於簡帛中的五死徵。應是不同醫家或醫派對此進行了理論改造,才導致《素問·診要經終論》和《難經·二十四難》的相關記載既有聯繫,又有區別。醫學理論的構建和改造是極爲複雜的過程,某些文本的差異,似不能以訛誤一言蔽之。

骨、肉、血、脈、筋、毛、氣、志等都是構成人體的相關元素(包括組

織結構和功能活動),古人常常選擇部分元素進行組合,構建出不同的醫學理論,例如張家山漢簡《脈書》所載之"六痛"即是一例:

> 夫骨者柱殹,筋者束殹,血者濡殹,脈者瀆殹,肉者附殹,氣者朐殹,故骨痛如斲,筋痛如束,血痛如浞,脈痛₅₄如流,肉痛如浮,氣勳(動)則憂。夫**六痛**者皆存於身而人莫之智(知)治,故君子肥而失其度,是胃(謂)筋骨不勝其₅₅任。其氣乃多,其血乃淫,氣血腐闌(爛),百節皆沈,歕廿末,反而走心。不此豫治,且聞哭音。₅₆

按:"豫",同"預",謂預先、事先。《廣雅·釋言》:"豫,早也。"該段文字論述骨、筋、血、脈、肉、氣六種人體組成元素的生理和病理特點,將六種病態稱作"六痛",還指出若不早治,則預後差。馬繼興認爲"六痛"較五死徵多了"脈",兩者雖均論疾病的死候,而其所述症狀又各不相同,説明是兩種性質相近而内容迥異的古醫書。而"六痛"的六種元素應是五種元素學説基礎上進一步的發展。[1] 我們認爲選取與人體相關元素的數量之多少、種類之不同,并不存在發展的關係,而是根據其所構建理論的需要作出的選擇。"六痛"和五死徵中相同元素所涉及症狀之不同,更能説明兩者來自不同的醫學理論。

此外,天回老官山漢簡《犮理》中另有"五死"之名及其内容,又係另一種醫學理論,所涉及的簡文如下。

> 病有五死,一曰刑(形)死,二曰氣死,三曰心死,四曰志死,五曰神死。□₅₁□□□□所不足也。所胃(謂)氣死者,瘛而佝(眴)目也。所胃(謂)心□₅₂□所胃(謂)志死者,不敢明(明)用耳目,刑(形)區(軀)四支(肢)不能相使也。所胃(謂)₅₃

---

[1] 馬繼興:《張家山漢簡〈脈書〉中的五種古醫籍》,《中醫雜誌》1990年第5期,第44-47頁。

按：形、氣、心、志、神五種元素搭配，傳世醫籍未見載。"形死"條簡文已殘，僅餘"所不足也"四字，"心死""神死"兩條簡文則全部殘損，故此三死病症無從得知。"氣死"表現爲"瘛而徇（眴）目"。張家山漢簡《脈書》簡 15~16："身時僨，沫出，羊鳴，□□□□見（?），不能息爲瘛，反折爲閒（癇）。"《爾雅·釋言》："僨，僵也。"郭璞注："却偃。""瘛"主要表現爲身欲倒仆，口吐白沫，聲類羊叫，以及呼吸困難。"□□□□見（?）"，疑爲眼部症狀。馬王堆帛書《五十二病方》第 51/51 行有"嬰兒瘛者，目繲（繲）䀮然"。此例簡文"眴目"也是眼部症狀，整理者認爲指目眩。"志死"表現爲耳目不聰明，無法支配形體軀幹四肢。

在古代醫學理論發生發展的過程中，深受五行學說的影響，與人體相關的各種元素也被納入其中，這在《素問·陰陽應象大論》得以充分體現，例如筋、脈、肉、皮毛、骨爲"五體"，神、魄、魂、意、志爲"五神"等。簡帛中，五行學說對醫學理論已產生影響，五死徵就是一例。從目前出土的情況來看，醫經類簡帛的時代集中在西漢早期，且以經脈類文獻居多，經脈與臟腑的對應關係尚未明確。五行學說對醫學理論的滲透和改造，主要是建立起以五臟爲中心的生理病理體系。五死徵理論的發展必然要與五臟建立聯繫，如《傷寒論·辨脈法》中的"五絕"，敦煌文獻《耆婆五藏論》中的"五藏敗""十絕"就有所反映。

《傷寒論·辨脈法》中的"五絕"未提及肉、骨、血、筋、毛等，也不講經脈氣絕，而是直接對應五臟：

> 若汗出髮潤，喘不休者，此爲肺先絕也。陽反獨留，形體如煙熏，直視搖頭者，此爲心絕也。唇吻反青，四肢漐習者，此爲肝絕也。環口黧黑，柔汗發黃者，此爲脾絕也。溲便遺失（矢），狂言、目反直視者，此爲腎絕也。

敦煌文獻《耆婆五藏論》"五藏敗""十絕"的內容見於 ДХ.09935+

ДХ.09936+ДХ.10092，因載體殘損，文字有缺。"五藏敗"的内容相對完整，"十絶"的最後兩條則完全脱落。傳世醫籍《醫方類聚》卷四《五藏論》也有"五敗者""十絶者"，描述症狀的文字略有不同，但依然可以對讀。現對《耆婆五藏論》"五藏敗""十絶"的文字補釋如下：

一手掌无【文（紋），心】敗；二面白脣黑，肺敗；三面目暗，【肝敗】；四齊（臍）腫脹滿，脾敗；五陰腫【不】□，腎敗。此是**五藏敗**也。問曰：何□**十絶**者？答曰：一氣短，眼暗疼，心【絶】；二口鼻□張，氣長短促，肺絶；三【面】□青，眼□不明，目中淚出，肝絶；四【面黑】青【黄】□，汗流，腎絶；五泄精不【覺，時】時忘（妄）語，脾絶；六云十指甲青，□罵不正〈止〉，【筋絶】；七脊背酸【疼，腰】腫腹重，【骨絶】；八】面无（無）精光，□【髮】自落，血絶□

"五藏敗"與"十絶"的前五絶，都是五臟疾病危重症候。根據《醫方類聚》卷四《五藏論》記載，後五絶爲"筋絶""骨絶""血絶""肉絶""腸絶"。從中可以看出，五死徵理論在後世的文獻中呈現出多樣化的發展趨勢，既有被替換，又有被擴充。

第二節　經脈症候

三陰三陽是陰陽學説在醫學應用中衍生出的一種理論，從現存文獻來看，最早見於簡帛經脈類文獻，其中有關於三陽病和三陰病的論述有：

1）凡三陽，天氣殹，其病唯折骨列（裂）膚，不死。凡三陰，地氣殹，死脈（脈）殹。陰病而亂，則【不】1/84 過十日而死。三陰，胃（腐）臧（臟）煉（爛）腸而主殺。2/85（馬王堆帛書《陰陽脈死候》）

2)【凡三】陽,天氣殹,其病唯折骨裂膚不[1]死。₄₉凡三陰,地氣殹,死脈殹,腐臧(臟)闌(爛)腸而主殺。陰病而亂,則不過十日而死。₅₀(張家山漢簡《脈書》)

3) 三陽,天氣也,其病唯(雖)破骨絶筋削[2]膚,不死。凡三陰,地氣也,₂₃₅死脈也,陰病而亂,則不過十日而死。三陰腐臧(藏)煉(爛)腸而主殺。₂₃₆(天回老官山漢簡《脈書·下經》)

4) 三陰之病亂,【不】過十日死。₂₁……三陰病雜以陽病,可治。陽病北(背)如流湯,死。陽病折骨絶筋(筋)而无陰病,₂₃不死。₂₄(馬王堆帛書《足臂十一脈灸經》)

5) 三陰相亂,不過十日死。₂₂₁(天回老官山漢簡《脈書·下經》)

6) ☐☐☐之病裸(雜)陽病,可治。陽病北(背)如沃汩[3]則死,陽病析膚絶☐₆₁而不裸(雜)陰,不死。₆₂(天回老官山漢簡《疢理》)

按:例1)和例2)係同一文獻的不同版本,例3)可與之對讀。例4)可與例5)、例6)對讀。例1)至例3)言三陽爲天氣,三陰爲地氣。類似的記載也見於《素問·太陰陽明論》:"陽者,天氣也,主外;陰者,地氣也,主内。""三陽""三陰"具體所指,有三種可能:一是,泛指手

---

[1] 膚不:此二字殘,整理者釋作"☐一",圖版作"",通過與馬王堆帛書《陰陽脈死候》對讀,再結合兩字右側殘筆,上一字與同書簡8""(膚)"字,下一字與簡9""(不)"字相吻合,故改釋爲"膚不"。

[2] 削:整理者以爲是"列"字之訛,讀爲"裂"。《說文·刀部》:"削,析也。"天回老官山漢簡《疢理》簡六一有"析膚"。"裂膚""削膚""析膚"皆有皮膚破裂之義,似不必以"削"爲"列"之訛。

[3] 沃汩:此二字右半部分漫漶,上一字圖版作"",與同書簡三九""(流)"字頗爲相似,參考馬王堆帛書《足臂十一脈灸經》"陽病北(背)如流湯",頗疑此二字似當釋作"流湯"。謝明宏也認爲"汩"爲"流"字(謝明宏:《〈天回醫簡〉讀札(十九)》,簡帛網,2023年4月19日,http://www.bsm.org.cn/?hanjian/8992.html.)。

足的陽脈和陰脈。例1)至例3)皆指出"三陰"爲"死脈",天回老官山漢簡《逆順五色脈藏驗精神》簡8載:"相死脈者,足手之陰。"可見,"死脈"包括手足三陰脈。

二是,特指足部三陽脈和三陰脈。《足臂十一脈灸經》分爲"足"和"臂"兩篇,足部所載正是三陽三陰六條脈,臂部僅五條脈。且例4)簡文記載於"足"篇末尾。在《陰陽十一脈灸經》中,足部六脈并不冠以"足",直接命名爲:鉅陽脈、少陽脈、陽明脈、鉅陰脈、厥陰脈、少陰脈;手部陽脈則稱肩脈、耳脈、齒脈,陰脈稱作臂鉅陰脈和臂少陰脈。天回老官山漢簡《脈書·下經》雖然出現十二經脈,但是相較於足部六脈三陰三陽的命名,手部六脈的命名仍不統一。三條陽脈稱"手",兩條陰脈稱"辟(臂)",第六條稱"心主之脈"。此外,《黄帝内經》諸多篇章所謂的"三陽""三陰"皆指足部六脈,如《素問·陰陽離合論》討論"三陰三陽之離合",稱太陽、陽明、少陽、太陰、少陰、厥陰,分別根起於至陰、厲兑、竅陰、隱白、涌泉、大敦六個足脈上的穴位。有學者指出在某一時期,僅有足六脈采用了三陰三陽的命名方式[1],更有學者提出在"十一脈"説之前可能存在足"六脈"説[2]。

三是,指脈診部位。"三陽"是頭部人迎搏動處,"三陰"是手部寸口(又稱氣口、脈口)搏動處。《素問·陰陽別論》謂:"三陽在頭,三陰在手。"楊上善注:"三陽行胃人迎之脈,在頭;三陰行太陰寸口之脈,在手也。"

三陽病主要表現爲"折骨""裂膚""絶筋",病位在表,未傷及内在臟腑,即使病情較重,一般情况下預後尚可。唯獨出現"背如流湯",即背部大汗不止,才是不治之症。以陰陽劃分人體,背部屬陽,《素問·金匱真言論》云:"言人身之陰陽,則背爲陽,腹爲陰。"正常汗

---

[1] 趙爭:《古脈書〈足臂十一脈灸經〉與〈陰陽十一脈灸經〉相對年代問題考論》,《出土文獻》第七輯,中西書局,2015,第197-219頁。

[2] 袁瑋:《"十一脈"説之前可能存在足"六脈"説》,《上海針灸雜志》1988年第1期,第37-38頁。

出是人體生理現象,若汗出不止,導致津液大量損耗,則是危重病症。三陰病主要表現爲"腐臟爛腸",病位在裏,深及臟腑,故預後差。簡帛經脈類文獻所載陽脈循行部位皆未及臟腑,陰脈多與臟腑有所關聯,如鉅陰脈"被胃",少陰脈"繫腎"等。

《足臂十一脈灸經》所載"其病",《陰陽十一脈灸經》所載"是動則病"和"其所產病",陰脈病症較陽脈病症嚴重。例如《陰陽十一脈灸經》中[1],鉅陰脈和厥陰脈"所產病"都載有危重病症:

7) 鉅陰眽(脈):是胃眽(脈)殹。$_{20/54}$……其所【產$_{21/55}$病】:獨心煩,死;心痛(痛)與復(腹)張(脹),死;不能食,不○臥,强吹,三者同則死;唐(溏)泄,死;【水與$_{22/56}$閉同則死,爲十病。$_{23/57}$(馬王堆帛書《陰陽十一脈灸經》甲本)

8) 麼[2](厥)陰之脈$_{36}$……其所產病:熱中,癃(癃),積(瘕),扁(瘺),山(疝)[3],爲五=病=(五病。五病)有而心煩死,勿治殹;有陽〖脈〗與之俱病,可治也。$_{38}$(張家山漢簡《脈書》)

按:"心煩"似乎是病情危重時常出現的症狀,如例7)"獨心煩,死",例8)"五病有而心煩,死"等。又,馬王堆帛書《足臂十一脈灸經》第22行:"煩心,有(又)腹張(脹),死。不得臥,有(又)煩心,死。"此"心煩"或"煩心",可能不是一般的心情煩躁,疑是一種以興奮性增高爲主的急性高級神經中樞活動失調的狀態,也就是現代醫學上所說的

---

[1] 馬王堆帛書有甲、乙兩本《陰陽十一脈灸經》,張家山漢簡《脈書》中也有《陰陽十一脈灸經》,僅舉內容較完整的文本。

[2] 麼:原作"瘱",今據圖版"󰀀"改釋。

[3] 以往研究者多將"扁山(疝)"視作一病,導致"五病"缺一病。"扁山(疝)"似爲二病,即"扁"與"山(疝)"。"扁",或讀爲"瘺"。《說文·疒部》《玉篇·疒部》皆謂:"瘺,半枯也。"《廣韻·仙韻》:"瘺,身枯。"《說文解字注》:"《尚書大傳》:禹其跳,湯扁。其跳者,踦也。鄭注云,其,發聲也。踦,步足不能相過也。扁者,枯也。注言湯體半小扁枯。按:扁即瘺字之叚借,瘺之言偏也。""瘺",當是《黃帝內經》中常見的"偏枯"之病,即半身不遂。

"譫妄",可表現爲感覺錯亂(幻覺、錯覺),躁動不安,言語雜亂等。

例7)"心痛"是經脈常見的病症,如張家山漢簡《脈書》簡20"少陽之脈……是勤(動)則病:心與脇痛";簡44"臂鉅陰之脈……是勤(動)則病:心彭彭如痛";簡46"【臂少陰之脈】……是勤(動)則病:心痛"等。"心痛",古時泛指胸脘部疼痛,常與胃脘痛混爲一談。例如,《靈樞·邪氣藏府病形》云:"胃病者,腹䐜脹,胃脘當心而痛。"《外臺秘要方》卷七《心痛方八首》載:"足陽明爲胃之經,氣虛逆乘心而痛,其狀腹脹歸於心而痛甚,謂之胃心痛也。"或謂"心痛"爲心臟疾患,如《諸病源候論》卷十六《心痛候》曰:"心痛者,風冷邪氣乘於心也。其痛發,有死者,有不死者,有久成疢者。心爲諸藏主而藏神,其正經不可傷,傷之而痛,爲真心痛,朝發夕死,夕發朝死。"

"不卧"或"不得卧",即不能平卧,也是常見的危重症狀,如例7)"不能食,不卧,强吹,三者同則死",《足臂十一脈灸經》第22行"不得卧,有(又)煩心,死"。《素問·逆調論》有"不得卧,卧而喘",這可能類似現代醫學中的"端坐呼吸",平卧位會加重呼吸困難。例7)"强吹"之"吹",整理者讀爲"欠"。我們認爲似當用作本字。《玉篇·口部》引《聲類》曰:"出氣急曰吹,緩曰噓。"周家臺秦簡321有"人所恒炊(吹)者",與"强吹"相近,皆指氣急喘呼。

例7)"溏泄,死",《足臂十一脈灸經》第22~23行有"唐(溏)叚(瘕)恒出,死"。《靈樞·經脈》脾足太陰之脈所生病有"溏瘕泄"。張家山漢簡《脈書》簡8:"在腸中,痛,左右不化,泄,爲唐(溏)叚(瘕)。"天回老官山漢簡《脈書·下經》簡一四七:"唐(溏)瘕,腹痛,善窘(窘)之後,出黄而靡(糜),不亟之後,即恐遺之。"《難經·五十七難》:"大瘕泄者,裏急後重,數至圊而不能便。"從這些文獻描述的症狀來看,此類病症腹瀉次數過多,易致脱水,故威脅生命。

例7)"水與閉同則死",天回老官山漢簡《脈書·下經》簡二一五也有"水與閉同,死"。張家山漢簡《脈書》簡5"在戒,不能弱(溺),爲閉";簡13"腹盈,身、面、足、胻盡肖(消),爲水"。"戒",指陰部。

"閉",即癃閉,小便不通。"水",類似現代醫學之腹水症。小便不通與腹水皆屬重症,故預後不佳。

例8)足厥陰脈所產五病出現"心煩"屬不治之症,若兼見陽脈病症則"可治",與例4)"三陰病雜以陽病,可治"同。

第三節　諸病症候

天回老官山漢簡中有一批論述疾病症候的竹簡,原擬名《諸病症候》,後一并歸入《脈書・下經》。此類竹簡不僅描述疾病症候特點,討論病因病機,還有對疾病轉歸作出預測,今擇其部分病症探討如下:

1) 肺風,狀榆然,多汗而惡寒,晝少善,莫(暮)日則病。三六

按:"榆",疑讀爲"揄"。《廣韻・虞韻》:"揄,動也。"《素問・骨空論》"折使榆臂"之"榆",也應讀爲"揄"。王冰注:"榆(揄)讀爲搖,搖謂搖動也。"風病常表現爲動搖、震顫或攣急等症狀。《素問・風論》也有"肺風",其症狀和預後與簡文的記載相近:"肺風之狀,多汗惡風,色䩄然白,時欬短氣,晝日則差,暮則甚,診在眉上,其色白。"王冰注:"晝則陽氣在表,故差。暮則陽氣入裏,風内應之,故甚也。"肺風呈現出晝輕夜重,是因爲人體陽氣的晝夜變化。古人認爲一日之中人氣與自然界陽氣同步消長,致病的邪氣也隨之發生改變。如《靈樞・順氣一日分爲四時》載:"朝則人氣始生,病氣衰,故旦慧。日中人氣長,長則勝邪,故安。夕則人氣始衰,邪氣始生,故加。夜半人氣入藏,邪氣獨居于身,故甚也。"

2) 隋瘻=(瘻,瘻)擇(釋)不人(仁),耳目不恩(聰)明(明),吻唾不收,視不能言,狀類嬰兒養齒者,不治。五二

按:"隋",疑讀爲"髓"。《素問・五藏生成》載:"諸髓者,皆屬於腦。"王冰注:"腦爲髓海,故諸髓屬之。""吻唾不收",即口角流涎。

"隋痿"症狀類似嬰兒萌牙期,表現爲易流口水,不能言語,聽力和視覺不佳,屬不治之症。

3) 箸(著)痹,不穜(腫)不潰,痛而不移,類骨且(疽)。至破囷(䐃)穜(腫)足,不治。五九

按:"著痹"症狀類似骨疽,表現爲皮膚無腫脹、無破潰,疼痛固定不移。當病情惡化時,出現"破䐃腫足"爲不治。傳世醫籍中,"破䐃"也是危重症候。如《素問·玉機真藏論》"身熱脫肉破䐃",王冰注:"䐃者,肉之標。脾主肉,故肉如脫盡,䐃如破敗也。見斯證者,期後三百日內死。䐃,謂肘膝後肉如塊者。"又如,《靈樞·五禁》也談到"著痹"出現"䐃肉破",是病情突然加重而出現的逆證之一。《靈樞·五禁》載:"著痹不移,䐃肉破,身熱,脈偏絕,是三逆也。"

4) 淫痹,辥=(焠焠)堇=(堇堇),穜(腫)而難發,辥(焠)六〇而不餛者,血且(疽)。至流脈傷扁(漏),不治。六一

按:整理者認爲"淫"爲"涅"之訛,熱也。"焠",疑指酸痛灼熱感。馬王堆帛書《五十二病方》第278/265~279/266行有"辪(焠)然類辛狀"。《素問·氣厥論》"辛頞",王冰注:"辛謂酸痛。""淫痹"症狀類似血疽,《五十二病方》第303/289行記載"血𤵌(疽)始發"的症狀爲"佟=(儵儵)以熱,痛毋(無)適"。《廣雅·釋詁一》:"儵,疾也。""儵儵以熱",形容血疽發作急迫并伴有局部灼熱感。整理者指出"堇堇"疑讀爲"艱艱","餛"讀爲"緹"。《説文·糸部》:"緹,帛丹黃色。"《廣雅·釋器》:"緹,赤也。"例4)"腫而難發,焠而不緹",疑指腫塊不明顯,皮膚酸痛灼熱但不發紅。"淫痹"發展到"流脈傷漏"則爲不治。"流脈傷漏",似指皮膚破潰,傷口有膿水、血液流出。

5) 周痹,脩=(儵儵)无常處,養(癢)而不可騷(搔)者,氣且(疽)。至靨逆,根六一潰末穜(腫),則不治。六二

按:"周痹"發作急迫且無固定位置,瘙癢不可抓撓,類似氣疽。

《五十二病方》第306/292+299行記載"氣雎(疽)始發"的症狀有"浿浿以痹,如□狀"。原整理者注"浿浿"即"員員"。《素問·刺熱》"頭痛員員",王冰注:"員員,似急也。"可見,"氣疽"與"周痹"皆發病急。《靈樞·周痹》對周痹的病位和病機進行闡釋:"周痹者,在于血脈之中,隨脈以上,隨脈以下,不能左右,各當其所……此内不在藏,而外未發于皮,獨居分肉之間,真氣不能周,故命曰周痹。""分肉",即肌肉。"周痹"病位在肌肉之間,故病泛發於周身,無定所。"周痹"發展到"麽逆""根漬末腫"爲不治。天回老官山漢簡《脈書·下經》簡四三:"麽,寒氣在肌膚間,肘卻(膝)以下寒,蚤(爪)盡死而煩心。""麽逆",即厥逆。《傷寒論》有"手足厥逆""四肢厥逆",也表現爲手足冷。《傷寒論·辨厥陰病脈證并治》:"厥者,手足逆冷者,是也。"例5)"根漬末腫",整理者釋作股間及陰囊部水濕狀,陰囊腫脹。此説存疑。

6)通(痛)痹,淳=(淳淳)入=(入入),上爲鼽酸鼻,下爲足疾,顦肌且(疽)。至膡(騰)匈(胸)腹倀(脹),頸領多傷(瘍),不治。六三

按:"痛痹"類似肌疽,發病範圍廣,上至鼻疾,下至足疾。出現胸腹脹,頸部多瘡瘍,則爲不治。

7) 轉 胞,不弱(溺)不後,從要=以=下=不=用=(腰以下不用,腰以下不用)尚可久也。手足不用,昜(易)者三四日,久者五六日,死矣。且死,必先多弱(溺)後,乃死。七二

按:"轉胞"爲婦人病,主要症狀是大小便不通,腰部以下功能障礙。在傳世醫籍中,又稱"胞轉"或"轉脬",《諸病源候論》卷十四《胞轉候》對其有詳細論述:"胞轉者,由是胞屈辟,小便不通,名爲胞轉。其病狀齊下急痛,小便不通是也。此病或由小便應下,便强忍之,或爲寒熱所迫。此二者俱合水氣還上氣迫於胞,使胞屈辟不得充張,外

水應入不得入,内溲應出不得出,外内相壅塞,故令不通。此病至四五日,乃有致死者。"簡文關於該病預後記載更爲詳細,只有腰部以下功能障礙者,生命尚能延續日久。若出現"手足不用",快則三四日死亡,慢則五六日死亡,死前大小便反而增多。

8) 水而寒熱者,死。一〇二

9) 水而息喘者,死。一〇三

10) 水而齊(臍)平者,死。一〇七

11) 水而无理者,死。一〇四

12) 水而久溓(泄),卒以後血者,死。一〇五

13) 水而破䐃(䐃)者,死。一〇六

14) 水,齊(臍)以下盡變色,死。一〇八

按:"水",類似現代醫學之腹水症,屬危重病症,例8)至例14)皆爲死證。例8)"水而寒熱",即腹水并發惡寒發熱。例9)"水而息喘",即腹水并發呼吸喘促。例10)"水而臍平",指原本凹陷的臍心因大量腹水,與腹部皮膚相平。例11)"水而无理",指大量腹水導致腹部皮膚紋理消失。《針灸甲乙經》卷八第四有:"水,腫大臍平,灸臍中;無理,不治。"可見,傳世醫籍中,腹水出現"臍平"是可以通過灸臍中穴治療,而"無理"仍爲不治。例12)"水而久泄,卒以後血",即腹水伴有長時間的腹瀉,驟然大便出血。例13)"水而破䐃",上文例3)已談及"破䐃"是危重症候。例14)"臍以下盡變色",指臍部以下的皮膚變色。

15) 石水,泛=(泛泛)活=(活活)也。溓(泄)而不去,不死而久。一一二

按:"石水"用泄法不能去除水腫,即使不死,病程也較爲長久。《諸病源候論》卷二十一《石水候》載:"腎主水,腎虛則水氣妄行,不依經絡,停聚結在臍間,小腹腫大,鞕如石,故云石水……腫起臍下,至

小腹垂垂然,上至胃脘,則死不治。""石水",除了腹水之外,還有腹部堅硬如石,故名。

16)鼓倀(脹),腹堅而熱,色蒼若黃,辟(臂)脛小鼓倀(脹),不治。一一八

按:"鼓脹"表現爲腹部堅硬且熱,皮膚呈蒼色或黃色。《靈樞·水脹》關於"鼓脹"症候的描述與之相近:"鼓脹……腹脹身皆大,大與膚脹等也,色蒼黃,腹筋起,此其候也。"《素問·腹中論》記載鼓脹還表現爲"心腹滿,旦食則不能暮食",可見此病有進食障礙。例16)"臂脛小",指四肢消瘦,當是長期營養不良所致,類似現代醫學之惡液質,故爲不治。

17)傷中,腹穜(腫)而痛,垂囊有氣而痛,腹齎(臍)盡倀(脹)而後農(膿),不可治。一二五

按:"垂囊",似指男性陰囊。《靈樞·刺節真邪》:"莖垂者,身中之機,陰精之候,津液之道也。""莖垂"指的是陰莖。裘錫圭指出"囊""睾"古通。"囊"應爲睾丸之"睾"的本字,指陰囊而言[1]。"垂囊有氣而痛",疑指陰囊皮下氣腫,且有疼痛。由天回老官山漢簡《脈書·下經》簡一二一至一二五可知,"傷中"的主要症狀有疼痛,如"少腹腰脊皆痛""肩背痛""頸項痛""腰髀痛"等。例17)是"傷中"較嚴重的症候,表現爲腹脹腹痛,陰囊皮下氣腫,大便有膿。

18)承瘕,輔脅交張(脹),振寒汗出,類匈(胸)𤷃。毆(嘔)沫聞臭,死。一三一

19)承瘕,外發有傷,死。一三二

20)承瘕,病腹心,死。一三三

按:"承瘕"一病,傳世文獻未載。天回老官山漢簡除上述三條簡

---

[1] 裘錫圭:《馬王堆醫書釋讀瑣議》,載《裘錫圭學術文集(簡牘帛書卷)》,復旦大學出版社,2012,第189-190頁。

文外,還有《六十病方》第四方即是"治心腹承瘕",對此病有較詳細的描述:"治心腹承瘕,字余(餘)病,少腹痛,此皆有積,案之應手,方(妨)食,及暴血在心腹,及氣暴上,腹盈,放(妨)息者。"例18)指出"承瘕"症候類似"胸厤"。天回老官山漢簡《脈書·下經》簡四八載:"匈(胸)厤,匈(胸)盈,不得息,亂心。"綜合各條簡文之義,可知"承瘕"的病位在心腹部,主要表現爲腹部充盈,胸脅部脹滿,振寒汗出,飲食和呼吸困難等。例18)"嘔沫聞臭",指嘔吐涎沫且有臭味。嘔吐涎沫,大多清稀無酸臭味,若能聞到臭味,可能提示臟腑衰敗,故爲死證。例19)和例20)簡文頗爲簡略,指出病在心腹部位,或外有創傷,均爲死證。

21) 血瘕,畜痛中,案(按)之如以湯沃其兩股,類淫痹。佚₌(呴呴)有音,案(按)之臂(避)手,死。一三八

按:"畜",或讀爲"搐",指抽痛,如《漢書·賈誼傳》"指搐",顏師古注:"搐,謂動而痛也。"或讀爲"蓄",聚痛也。張家山漢簡《脈書》簡7載:"在腸中,痛,爲血叚(瘕)。"例21)"按之如以湯沃其兩股",當指按壓後,自覺疼痛且有灼熱感。"血瘕"的症狀與例4)"淫痹"相似,皆有疼痛和灼熱感。"呴呴有音",疑指腸鳴音亢進。"按之避手",即疼痛拒按。

22) 馬尤,當夜(腋),內潰死,外潰不死。一五七

23) 馬尤。當筋,不死。一五八

24) 馬尤。當面,薄(迫)死。一五九

25) 馬尤。當腹,死。一六〇

26) 馬尤。當節而潰,不死而久。一六一

按:"尤",讀爲"疣"或"肬",多指體表贅生物。《莊子·大宗師》載:"彼以爲生附贅懸疣。"《玉篇·疒部》:"疣,結病也,今疣贅之腫也。"《説文·肉部》:"肬,贅也。"段注:"肬,贅肬也。各本奪肬字,今

補。"《釋名・釋疾病》叙其症狀云:"肬,丘也,出皮上,聚高如地之有丘也。"馬王堆帛書《五十二病方》有"尤(肬)"篇,另有"去人馬肬"篇。"馬肬"爲"肬"中之大者。"馬",大也。《爾雅・釋蟲》:"蝒,馬蜩。"郭璞注:"蜩中最大者爲馬蜩。"天回老官山漢簡《脉書・上經》簡一五五:"馬尤,狀(壯)尤也,大而痛亟長,其端即=(即即)赤白。""大而痛亟長",疑指贅生物大,有疼痛,且快速增大。《爾雅・釋詁》:"亟,疾也。""其端即即赤白",疑指肬的頭部質地較硬,色赤白。《漢書・禮樂志》"磑磑即即",顔師古注引孟康曰:"即即,充實也。"古人認爲肬雖然看上去是皮膚表面的贅生物,但是根部深入骨中。如,《脉書・上經》簡一五六:"馬尤,骨脾(髀)之疾也,其本在骨中,其發骨脾(髀),出膚。"由例22)至例26)可知,"馬尤"的發病部位較廣。例22)"馬尤"長在腋部,内部(疑指肬的本)潰爛爲死證,外部潰爛可治。例23)"馬尤"長在筋爲可治。例24)"馬尤"長在面部,爲危重病證。例25)"馬尤"長在腹部爲死證。例26)"馬尤"長在關節部位并且破潰,即便不死也會遷延難愈。

27)金傷=(傷,傷)百節,斬絲骨,死。一六二

28)金傷=(傷,傷)百節、帶會,訊(迅)而死。一七〇

29)金傷=(傷,傷)頭角嬰脉,旋。一六四

30)【金】傷,斬纓脉,血出不止,死。一六六

31)金傷=(傷,傷)蠟嬰,青,陰不用。一六七

32)金傷=(傷,傷)青上跬四寸,跛。一六三

33)金傷=(傷,傷)股,從辨胭(膕),死。一六五

34)金傷=(傷,傷)臂臑,從辨胭(膕),死。一六八

35)金傷,析頭傷齿(腦),血出不止,死。一六九

36)金傷=(傷,傷)三毛,從陰及陽脉,死。一七二

按:"金傷",指金屬器刃造成的損傷,又稱"金創""金瘡""金痍"等。例27)和例28)"百節",泛指全身各關節。例27)"絲骨",整理

者認爲是系骨,實指氣管。例28)"帶會",疑指衣帶交會處,多在腰腹部。"迅而死",即快速死亡,應該是傷及內在臟腑。例29)"嬰脈",即纓脈。《素問·通評虛實論》"纓脈",王冰注:"纓脈亦足陽明脈也,近纓之脈,故曰纓脈。纓,謂冠帶也。"例29)傷到頭角部位的纓脈,此處無大動脈,故病情較輕。"旋",整理者釋作眩暈。例30)"斬纓脈",即斬斷纓脈。《廣雅·釋詁一》:"斬,斷也。"此處"纓脈"疑靠近頸部,割傷頸動脈,故血流不止,故爲死證。例31)"孅嬰",整理者認爲當讀爲"襪纓",香囊之繫帶,結在腰腹,借指腹股溝至小腹側方。"青,陰不用",疑指有淤青,陰痿不舉。例32)"跬",整理者認爲疑指踝上小腿外側,即衣圭所垂處。"傷青上跬四寸,跛",疑指金傷導致的淤青,位於衣圭垂處向上四寸處,導致跛腳。例33)損傷部位爲大腿,例34)損傷部位爲手臂,出現"破䐃"則爲死證。例35)"析頭傷腦",指頭骨破裂,傷及腦部。又血流不止,故爲死證。例36)"三毛",早期傳世醫籍所指有二:一指生於足大趾背面爪甲後皮膚上的毫毛,又稱"叢毛""聚毛",如《靈樞·經脈》載:"膽足少陽之脈……循大指歧骨內出其端,還貫爪甲,出三毛。"二指心內部的結構,如《難經·四十二難》云:"心重十二兩,中有七孔三毛,盛精汁三合。"此兩種義項,在例36)簡文中皆意不恰。"從陰及陽脈",疑指同時傷及陰脈和陽脈,説明傷口很深或傷口範圍很大,故爲死證。

  37)內單(癉),卒以不熱,死。一九八

  38)內單(癉),弱(溺)膏,死。一九九

  39)內單(癉),後膏,不死。一九五

  40)內單(癉),發於足,死。一九六

  41)內單(癉),發脾(髀),久。一九七

  按:天回老官山漢簡《脈書·下經》有多種癉病,只有"内癉"涉及疾病預後。張家山漢簡《脈書》簡13:"内癉,身痛,艮(眼)蚤(爪)黄,弱(溺)赤,爲黄癉。"張家山漢簡《脈書》中"内癉"是作爲"黄癉"

的症狀之一。而天回老官山漢簡《六十病方》中有"治内癉五十""治黄癉廿二",可見兩者屬不同病症。秦漢時期癉病多表現爲熱盛於内,既有黄疸之候,又有陰虧虛勞之候。《説文·疒部》:"癉,勞病也。""内癉"當指陰虛内熱的虛勞病,其病機是陰偏衰,陽相對亢盛,故當表現出熱象。如例37)所云"卒以不熱",表明疾病在陰虛的基礎上,繼而出現陽虛,轉化爲陰損及陽的陰陽兩虛,導致疾病惡化。例38)"溺膏",即小便滑膩如脂膏。《外臺秘要方》卷十一《虛勞小便白濁如脂方四首》載:"《病源》此由勞傷於腎,腎氣虛冷故也。腎主水而開竅在陰,陰爲尿便之道。胞冷腎損,故小便白而如脂。"例39)"後膏",即黏凍樣大便,多見於痢疾。《諸病源候論》卷四《虛勞兼痢候》云:"藏府虛損,傷於風冷故也。胃爲水穀之海,胃冷腸虛則痢也。""溺膏"病位主要在腎,"後膏"病位在胃腸。從現代醫學來看,"溺膏"類似脂肪尿,見於脂肪擠壓損傷、骨折和腎病綜合征等,由於是虛勞病出現的症狀,可以排除外傷,因此"内單(癉),弱(溺)膏"可能源自腎病綜合征。"後膏"類似黏液便,見於各種腸炎和痢疾。故"溺膏"較"後膏"預後差。例40)"發於足",例41)"發骱",但無具體症狀,至於預後"發於足"者死,"發骱"者病久難治。

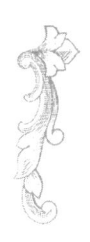

第三章
色脈診與疾病預測

　　色診與脈診都是古人頗爲推崇的診病方法,例如《素問·移精變氣論》記載:"色脈者,上帝之所貴也,先師之所傳也。上古使僦貸季,理色脈而通神明,合之金、木、水、火、土、四時、八風、六合,不離其常,變化相移,以觀其妙,以知其要,欲知其要,則色脈是矣。"《素問·五藏生成》也指出:"五色微診,可以目察。能合脈色,可以萬全。"色診,即五色診,是古代醫生常用的望診方法,以五行學說爲理論核心,用於診斷疾病和判斷預後。脈診,又稱切脈,醫者憑藉着手指的靈敏觸覺,對患者身體某些特定部分的動脈進行切按,檢查其脈搏跳動頻次和應指感覺,這是一種操作極爲精細的診病方法。

第一節　五　色　診

　　五色診起源甚早,周代官方醫生中的"疾醫"就運用五色診來判斷病人之生死。如《周禮·天官冢宰》載:"(疾醫)以五氣、五聲、五色眡其死生。"相傳五色診源自黃帝和扁鵲,《史記·扁鵲倉公列傳》中記載淳于意從公乘陽慶學習黃帝、扁鵲遺書,其中就有五色診:"慶有古先道遺傳黃帝、扁鵲之《脈書》,五色診病,知人生死,決嫌疑,定可治。"五色診旨在通過五色觀察五臟之氣的盛衰,如天回老官山漢簡《逆順五色脈藏驗精神》簡一一載:"凡五色,以觀五臓(藏)之氣,有餘不足,用此節(節)之。"《史記》淳于意的"診籍"(醫案)中就有以五色診來判斷臟腑盛衰和疾病預後。如淳于意"望其(齊丞相舍人奴)色有病氣",因"傷脾氣",預測"當至春鬲塞不通,不能食飲",判斷依據是"脾氣周乘五藏,傷部而交,故傷脾之色也,望之殺然黄,察之如死青之茲……所以至春死病者,胃氣黄。黄者,土氣也,土不勝木,故至春死"。

五色,即青、赤、黄、白、黑五種顔色。古人根據五行學説將五色與人體臟腑組織聯繫起來。《黄帝内經》即有多處描述了五色與五臟的關係,例如《靈樞·五色》云:"以五色命藏,青爲肝,赤爲心,白爲肺,黄爲脾,黑爲腎。"天回老官山漢簡《逆順五色脈藏驗精神》簡一八强調以五臟之氣分五色"心氣者赤,肺氣者白,肝氣者青,胃氣者黄,腎氣者黑,故以 五臟(藏)之氣 產□☒"。黄龍祥指出早期胃曾屬於五臟之一,相當於後來脾的地位。後來脾逐漸與胃相提并論,最後完全取代了胃的地位[1]。

道教典籍《抱朴子内篇·雜應》也提到以五臟之氣分五色:"五臟之氣,從兩目出,周身如雲霧,肝青氣,肺白氣,脾黄氣,腎黑氣,心赤氣。"道家認爲五臟之氣經由雙目外發,令周身呈現出五色雲霧。醫家則認爲人體以五臟爲中心,通過經絡系統,把六腑、五體、五官、九竅、四肢百骸等聯繫起來。五臟深居體内,通過經絡溝通表裏,五臟之氣外發,對應的經脈也顯現出相應的顔色。《素問·經絡論》載:"心赤,肺白,肝青,脾黄,腎黑,皆亦應其經脈之色也。"五臟與五體相合,五體也呈現五色。《素問·五藏生成》載:"白當皮,赤當脈,青當筋,黄當肉,黑當骨。"王冰注:"各歸其所養之藏氣也。"

在正常情况下,五臟之氣外發,所表現出的膚色在《素問·五藏生成》有所描述:"生於心,如以縞裹朱。生於肺,如以縞裹紅。生於肝,如以縞裹紺。生於脾,如以縞裹栝樓實。生於腎,如以縞裹紫。此五藏所生之外榮也。"五臟之常色,用白絹包裹於五色之外來形容,是

---

[1] 黄龍祥:《中國針灸學術史大綱》,華夏出版社,2001,第398頁。

指含蓄且有光澤。當疾病發生時,膚色首先有所變化。如《素問・湯液醪醴論》載:"夫病之始生也,極微極精,必先入結於皮膚。"天回老官山漢簡《脈書・上經》有與之相似的文字,簡二三"始生,甚微且精,其在蒿(毫)膚之時,幾於色變,不叵□□"。又如,《靈樞・邪氣藏府病形》云:"正邪之中人也,微,先見于色,不知于身,若有若無,若亡若存,有形無形,莫知其情。"

古人認爲五臟患病,首先表現出五臟之本色過於顯露。例如,《千金翼方》卷二十五第一云:"肝受病色青,心受病色赤,脾受病色黄,肺受病色白,腎受病色黑。"小字注:"皆先視於本色。"天回老官山漢簡《逆順五色脈藏驗精神》也有相關記載:

青乘青,曰氣在筋,若亡其外曰 傷 肝; 黑 【乘黑,曰在骨,亡外曰傷】₋三腎;白乘白,曰在皮,亡外曰傷肺;黄乘黄,自〈曰〉在肉,亡外曰傷胅(脾);赤乘赤,曰在 脈 ,【亡外曰傷心】[1]。一四

按:《淮南子・氾論訓》"彊弱相乘",高誘注:"乘,加也。""氣",此指病氣。本色相乘,病氣在五體,若五色過於顯露在外,表明疾病已傷及五臟。

天回老官山漢簡《脈書・上經》中,有不少簡文以五色相乘來診斷疾病和判斷預後:

1)敝(扁)昔(鵲)曰:白乘白,病自已,所胃(謂)白乘白者□二六

2)倉(蒼)乘倉(蒼),可治而久。二八壹

3)赤乘赤,不死,且 驚 , 後 乃 折 。三〇壹

4)黑乘黑,曰奪血,不甬,發爲水,童(腫)以足始。三五壹

5)白黑相乘者,傷肺矣,以夏死。二七壹

6)赤乘倉(蒼),曰涓〈消〉 渴 ,可 治 。三三壹

---

[1] 亡外曰傷心:此五字原缺,據醫理和文例補。

7) 黑乘黃,是內單(癉)也,以冬死。三四壹
8) 倉(蒼)白相乘者,不治,以秋死。二九壹
9) 赤乘黑,不治,以冬死。三一壹
10) 黃乘倉(蒼),是□□二九貳

按：例2)"蒼",即木色。《素問·陰陽應象大論》："在藏爲肝,在色爲蒼。"王冰注："蒼,謂薄青色,象木色也。"例4)"甬",整理者釋作"痛"。此處"甬"字,也可讀爲"通"。例1)至例4)屬同色相乘,爲五臟本色過於顯露。疾病預後有"病自已""可治而久""不死",皆是可治之病。

例5)至例10)屬異色相乘,在本色的基礎上,出現了客色,例5)和例6)爲五行相生關係,例7)至例10)爲五行相克關係。例5)"白黑相乘",白屬金爲母,黑屬水爲子,原本母生子,今母臟肺金受損,火克金,故夏季死。例6)"赤乘蒼",赤屬火爲子,蒼屬木爲母,原本母生子,今子過旺反克母,爲異常的五行相生關係。所患爲消渴病,此病多表現爲陰虛火旺,與赤色相符,故預後尚可。例7)"黑乘黃",黑爲水色,黃爲土色,原本土克水,今水侮(反克)土。所患爲內癉病,此病多呈現爲熱象,却呈現黑色(五行屬水性寒),與熱象不符合,故預後差,冬季死。例8)"蒼白相乘",蒼爲木色,白爲金色,金克木,同時出現五行相克的兩種顏色,預後差,秋季死。例9)"赤乘黑",赤爲火色,黑爲水色,原本水克火,今火侮(反克)水,預後差,冬季死。例10)"黃乘蒼",黃爲土色,蒼爲木色,原本木克土,今土侮(反克)木。因竹簡殘斷,預後情況的文字已脫落,推測亦是不佳。

傳世醫籍更注重觀察五色之夭澤,《素問·五藏生成》《素問·脈要精微論》中皆有形象的描述。如《素問·脈要精微論》謂："赤欲如白[1]裹朱,不欲如赭。白欲如鵝羽,不欲如鹽。青欲如蒼璧之澤,不欲如藍。黃欲如羅裹雄黃,不欲如黃土。黑欲如重漆色,不欲如地

---

[1] 白：疑是"帛"之壞字。

蒼。"皮膚的光澤有賴於人體臟腑精氣的滋養,顯露於外的膚色若榮潤有光澤,說明五臟雖有疾患,但精氣未衰,預後較好;若晦暗枯槁,說明臟腑病重,精氣衰敗,預後極差。《素問·玉版論要》將其劃分爲四個階段,每個階段采取不同的治療方法,對應的病程也長短不一:"其色見淺者,湯液主治,十日已。其見深者,必齊主治,二十一日已。其見大深者,醪酒主治,百日已。色夭面脱,不治,百日盡已。"

敦煌文獻 P.3390 是相書類文獻,其中就指出"本色忽變"出現客色是"五藏有疾,府有絶氣",預後不佳。又進一步根據患者頭面部的顔色來預測具體的死亡日期:

> 凡人面有本色忽變,本金色白忽赤色,則客色來;木色青忽白,客色來;水色黑忽黄,客色也;火色赤忽黑,客色也;土色黄忽青色,客色至。此皆是五藏有疾,府有絶氣,不重病亡,即非意死。候病人法:病人腎病,面脣俱腫,脾白〈黄〉[1],戊己日死;肝病,皮肉白,脾〈肺〉白,庚辛日死;肺病,頰赤目腫,心赤,丙丁日死;脾病,脣青,肝色青,甲乙日死;心病,目黑,腎色黑,壬癸日死。

本色、客色和死期日的天干都各有其五行屬性,客色和日干的五行屬性相同,與本色是五行相克關係,具體列表如表3-1。

表3-1　P.3390 所見五色、五臟、五行對照表

忽變前			原　理	忽變後			死　期	
五病	本色	五行	五行生克	客色	五臟	五行	日干	五行
肝病	青	木	金克木	白	肺	金	庚辛	金
心病	赤	火	水克火	黑	腎	水	壬癸	水

---

[1] 腎病和肝病的兩處"脾白"似有訛誤。根據上下文脾病本色爲黄色,白色對應的五臟是肺。因此前一處"脾白"應是"脾黄",後一處"脾白"應是"肺白"。

忽變前			原理	忽變後			死期	
五病	本色	五行	五行生克	客色	五臟	五行	日干	五行
脾病	黃	土	木克土	青	肝	木	甲乙	木
肺病	白	金	火克金	赤	心	火	丙丁	火
腎病	黑	水	土克水	黃	脾	土	戊己	土

由表3-1可知，敦煌相書中五色相乘屬於五行相克關係，克制太過，則會出現死證。

敦煌卷子P.3390前面部分是唐代的相書，上述"候病人法"是其中一小段內容，我們懷疑這部分內容源自醫書。晉代王叔和的《脈經》卷五和唐代孫思邈的《備急千金要方》卷二十八都有一篇題名為《扁鵲華佗察聲色要訣》的文獻。其中，有與"候病人法"相似的內容，只是文字較為簡略。例如，《脈經》卷五載："肝病皮黑，肺之日庚辛死。心病目黑，腎之日壬癸死。脾病唇青，肝之日甲乙死。肺病頰赤目腫，心之日丙丁死。腎病面腫唇黃，脾之日戊己死。"

古代相術常常根據人之五色判斷吉凶，這在諸子文獻中就多有提及。如《荀子・非相》載："相人之形狀顏色而知其吉凶妖祥。"又如《論衡・自紀》載："人面色部七十有餘，頰肌明潔，五色分別，隱微憂喜，皆可得察，占射之者，十不失一。"現存文獻中，關於五色診應用最早的記載是睡虎地秦簡《日書》。在睡虎地秦簡《日書》甲種"病"篇和乙種"有疾"篇，以及孔家坡漢簡《日書》"死"篇中都有根據疾病日所在干支的五行屬性來預測疾病轉歸和死色，詳見本書第六章第二節。此外，香港中文大學文物館藏漢代簡牘"有疾"篇也有從膚色預測疾病的內容，其原理似與五行學說無關，具體簡文如下：

死中子,女子黑色亡[1],日虒[2]有疾,旬二起,莫(暮)食及旦爲奈(祟),侖之,乙起。₆₇

女子青色,市日[3]有疾,旬起,大父爲☐₆₈

【女子】☐色,日中有疾,九日起,司禄爲奈(祟),侖之,丁起。莫(暮)疾,非良死也。₆₉

按:"日虒""市日""日中"皆爲時段名。根據女子膚色來占測"有疾"時段和"起"(治愈)日,以及病源(主要是鬼神作祟)。

人體的五色不僅反映内在臟腑之氣的盛衰,而且隨着自然之氣的更替有所變化。一年分春、夏、秋、冬四時,古人爲了與五行相配,增加了季夏(或作長夏),合稱爲五時。《千金翼方》卷二十五《診氣色法》記載五色在相應時令中顯露出來:

春,面色青,目色赤,新病可療,至夏愈;夏,面色赤,目色黄,新病可療,至季夏愈;季夏,面色黄,目色白,新病可療,至秋愈;秋,面色白,目色黑,新病可療,至冬愈;冬,面色黑,目色青,新病可療,至春愈。論曰:此四時王相本色見,故療之必愈。夫五藏應五行,若有病,則因其時色見於面目,亦猶灼龜於裏,吉凶之兆形於表也。

按:春爲木氣旺盛之時,此時感受的邪氣,易傷肝。自然之氣太過,作用於人體,令五臟之氣受損。春季肝氣傷,表現爲本色外現,故

---

[1] 亡:原整理者作"下",屬下讀。陸平認爲可能是"亡"字,屬上讀(陸平:《散見漢日書零簡輯證》,南京師範大學碩士學位論文,2009)。其説可從,故改釋。

[2] 日虒:原整理者作"日底"。劉樂賢指出"日底"疑是"虒日"的誤釋,讀爲"日施",指日斜(劉樂賢:《讀〈香港中文大學文物館藏簡牘〉》,《江漢考古》2001年第4期,第60-64頁)。其説可從,故改釋。

[3] 市日:原整理者作"兩日"。劉樂賢指出"兩日"實爲"市日"的誤釋(劉樂賢:《讀〈香港中文大學文物館藏簡牘〉》,第60-64頁)。其説可從,故改釋。

面色青。目色與面色不同,目色爲赤,赤屬火,對應心,可能是母(肝)病及子(心)所致。新病預後較好,病愈的時間也是根據五行相生的原理,夏屬火,木生火。其餘四臟以此類推。

五色診的理論核心是五行學說,主要以五色對應五臟、五體、經脈等,結合時令,根據五行生克乘侮判斷疾病的預後。五行學說在古代醫學領域不僅被用作理論上的闡釋,而且還指導臨床實踐。當然,古人也意識到在研究人體生命活動、生理功能和病理變化時,不能局限於五行的抽象概念,必須要從實際出發。因此,五色診還有許多補充內容。例如,在人體的經絡體系中,不僅有經脈,還有絡脈。也都各有其對應的顏色,《素問·經絡論》指出:"陰絡之色應其經,陽絡之色變無常,隨四時而行也。寒多則凝泣,凝泣則青黑;熱多則淖澤,淖澤則黃赤,此皆常色,謂之無病。"觀察絡脈的部位主要是皮部[1]。《素問·皮部論》也談到陽明之絡脈在皮部顯現出五色,提示不同的疾病:"其色多青則痛,多黑則痺,黃赤則熱,多白則寒,五色皆見,則寒熱也。"這些補充內容在一定程度上彌補了主體理論的缺陷,但是在實際操作時也存在着局限性。如五色不易辨別,古人認爲五色診是上等醫生所掌握的技能。《千金翼方》卷二十五《診氣色法》云:"上醫察色,次醫聽聲,下醫脈候。是知人有盛衰,其色先見於面部。所以善爲醫者,必須明於五色,乃可決生死,定狐疑。"五色診雖然在唐以前舉足輕重,但由於其操作上的困難等原因,到了後世逐漸被舌診所取代。

第二節 脈 診

從古至今,脈診都是醫家常用的診病方法。扁鵲尤以脈法聞名,

---

[1] 人體表皮按十二經脈分布劃分爲十二個部分,稱作皮部。十二皮部按手足同名經相合,則稱六經皮部,分別是:太陽皮部、陽明皮部、少陽皮部、太陰皮部、少陰皮部、厥陰皮部。

《史記·扁鵲倉公列傳》云："至今天下言脈者,由扁鵲也。"西晉太醫令王叔和編撰的《脈經》集漢晉之前脈學之大成,卷五就收錄了《扁鵲陰陽脈法》《扁鵲脈法》《扁鵲診諸反逆死脈要訣》等篇。天回老官山漢簡《脈書·上經》有數枚簡寫有"敝(扁)昔(鵲)曰",故被認爲是扁鵲學派的著作,其中脈診的内容的確非常豐富。

後世脈診部位多采用獨取寸口法,但在歷史上脈診有多種部位:有三部九候診法(如《素問·三部九候論》),有人迎寸口診法(如《靈樞·終始》),有仲景三部診法(如《傷寒雜病論》)等。脈診的出現肇始於經脈學説,脈動部位大多位於經脈處。例如,張家山漢簡《脈書》簡64載:"夫脈固有勭(動)者,骭之少陰,臂之巨陰、少陰。"[1]人體經脈貫通全身,内連臟腑,外達肌表,運行氣血。古人認爲不同經脈的脈象,可以反映出相應臟腑的情況。如天回老官山漢簡《逆順五色脈藏驗精神》簡一二載:"心出辟(臂)少陰,肺出辟(臂)大(太)陰,腎出骭少陰,胃出足大(太)陰。"通過診脈不但可以探知疾病所在之臟腑,還可以推算預後、判斷生死,如《素問·三部九候論》載:"察其府藏,以知死生之期,必先知經脈[2],然後知病脈。"

一、彈脈法

足部彈脈法是古人常用的診脈法,多種出土簡帛和傳世醫籍都載有此種脈診方法,相關原文如下:

> 1)相脈之道,左□□□□□案之,右手直踝而箄(彈)之。它脈盈,此獨虛,則主病。它脈滑,此獨濇(澀),則主病。它脈靜,$_{63}$此獨勭(動),則主病。夫脈固有勭(動)者,骭之少陰,臂之巨陰、少陰,是主勭(動),疾則病。此所以論有過之脈殹,其$_{64}$餘(餘)謹視當脈之過。$_{65}$(張家山漢簡《脈書》)

---

[1] 馬王堆帛書《脈法》和天回老官山漢簡《脈書·下經》也有此段文字。
[2] 經脈:此指正常的脈。《玉篇·糸部》:"經,常也。"

2) 相脈之過,左手上果(踝)五寸而案之,右手直果(踝)而單(彈)之。應手如參舂,死。不至如食閒,死。它脈盈,此獨虛,則【主病;它】₂₂₃脈滑,此獨菠(澀),則主病。它脈静,此獨勭(動),則主病。脈固有勭(動)者,骬少陰、辟(臂)大(太)陰、少陰也,主勭₌(動,動)疾則病。此₂₂₄所以論有過之脈也,其餘必謹察視當脈之〚過〛。₂₂₅(天回老官山漢簡《脈書·下經》)

3) 察九候,獨小者病,獨大者病,獨疾者病,獨遲者病,獨熱者病,獨寒者病,獨陷下者病。以左手足上上去踝五寸而按之,庶右手足當踝而彈之。其應過五寸以上蠕蠕然者,不病;其應疾中手渾渾然者,病;中手徐徐然者,病;其應上不能至五寸,彈之不應者,死。(《素問·三部九候論》)

按:馬王堆帛書《脈法》中也有此段文字,缺文較多,所述内容與例1)張家山漢簡《脈書》相近。例1)"相脈之道",例2)作"相脈之過",馬王堆帛書《脈法》"相脈(脈)"後文字殘缺。《天回醫簡》整理者認爲"相脈之過",與下文"論有過之脈"相應。我們認爲此處似以"道"字義長,緊接其後的簡文講的是彈脈法的操作方法。下文"論有過之脈"似乎是針對足少陰、手太陰、手少陰三脈"動疾則病"而言。

關於彈脈法的具體操作方法,例1)前半段文字漫漶,例2)簡文完整,對比例3)王冰本《素問》,兩者在文義上有所不同。主要分歧在於例2)彈脈法的診察部位僅限足,手則是醫者操作之手法;例3)診察部位同時包括手和足,王冰在注釋時也强調"手足皆取之"。林億等《新校正》按:"《甲乙經》及全元起注本并云'以左手足上去踝五寸而按之,右手當踝而彈之'……今文少一'而'字,多一'庶'字及'足'字,王注以手足皆取爲解,殊爲穿鑿。當從全元起注舊本及《甲乙經》爲正。"此外,在《太素》和敦煌文獻 P.3287 中,也有關於彈脈法的記載,現對各版本的文字進行梳理,列表如表 3-2:

表 3-2　彈脈法相關文獻版本對照表

文獻來源	左	右
天回老官山漢簡	左手上果（踝）五寸而案之	右手直果（踝）而單（彈）之
《太素》	以左手上去踝五寸而按之	右手當踝而彈之
《針灸甲乙經》全元起本《素問》	以左手足上去踝五寸而按之	右手當踝而彈之
王冰本《素問》	以左手足上上去踝五寸按之	庶右手足當踝而彈之
P.3287	以左手去足內踝上五寸，指微案之	以右手指當踝上，微而彈之

　　通過表 3-2，可清晰地看出彈脈法的文本演變過程。其中以漢簡文本最爲古樸，《太素》與漢簡相近，"左"字前增加了"以"字，"直"作"當"。《史記·樗里子甘茂列傳》"武庫正直其墓"，索隱："直猶當也。"《針灸甲乙經》和全元起本《素問》與《太素》本應有共同來源，而添一"足"字，所添的原因，可能是因爲"左手上去踝"一句仍失於簡樸，而踝在足上，故添"足"字。王冰本《素問》承襲而下，上句中"上"字重文，但丟"而"字；下句所增'庶'字，於文義影響不大，但爲與上句格式相類，又衍"足"字，則比較關鍵。且"左手足上""右手足"易產生誤解，王冰才會誤注說"手足皆取之"，使得文義發生了很大變化。敦煌文獻 P.3287 應是承襲《針灸甲乙經》和全元起本《素問》，爲避免文義歧誤，將後面的"去"字提前，置於"手""足"兩字間；又改"按之"爲"指微案之"，"彈之"爲"微而彈之"。至此彈脈法的操作方法是：以左手指按在足內踝上五寸處，右手指彈足內踝，左手指即能感應脈動。

　　例 1）張家山漢簡《脈書》在記載彈脈操作手法之後，是與他脈進行比較，從而判斷是否患病。簡文描述了三對相反的脈象：盈和虛、滑與澀、靜與動。"盈""虛"是指脈管的充盈度，"滑""澀"則指脈動的流利度。"靜"，疑指脈搏跳動從容和緩。《廣韻·耕韻》："静，和也。""動",在此似指脈行躁動不安。例3)在彈脈的操作方法之前也有相似的內容,沒有談及"他脈"情況,僅指出"獨小""獨大""獨疾""獨遲""獨熱""獨寒""獨陷下"皆是病脈。"小""大",言脈體細小、寬大。"疾""遲",指脈動之快慢。"寒""熱",丹波元簡注:"蓋熱乃滑之謂,寒乃緊之謂。""陷下",指脈管充盈度差,按之凹陷不起。

例2)天回老官山漢簡《脈書·下經》在與"他脈"作比較前,多出十二字:"應手如參舂,死。不至如食閒,死。"值得一提的是,馬王堆帛書《足臂十一脈灸經》有與之相似的內容,在"足卷(厥)陰溫(脈)"後,第21~22行:"揗溫(脈)如三人參舂,不過三日死。溫〈溫(脈)〉絕如食頃,不過三日死。"《素問·三部九候論》也有與前一句類似的文字:"上下左右之脈,相應如參舂者,病甚。上下左右,相失不可數者,死。"楊上善注:"上下左右,更起更息,氣有去來,如碓舂不得齊一……上下左右脈動各無次第,數動脈不可得者,脈亂故死。"脈動如"參舂",是形容脈搏節律錯亂,爲病情危重的表現。"不至如食閒"和"脈絕如食頃",則指長時間無法按到脈搏跳動,可能是中醫臨床上所說的微脈,極細極軟,似有似無,是氣血大虛、陽氣暴脫的脈象。類似現代醫學中的"無脈",即脈搏消失,常見於嚴重的休克等。

例3)關於彈脈法的診病方法,不是與"他脈"做比較,而是根據左手指按在足內踝上五寸處的脈動應指感覺,從而判斷是否患病。"其應過五寸以上蠕蠕然者,不病",意謂內踝五寸以上能按壓到柔滑的脈搏跳動,說明無疾病。"蠕蠕然",《太素》作"需然"。"需",同"臑"。"臑然",柔滑貌。《集韻·虞韻》:"臑,韋柔滑兒。"《周禮·考工記·鮑人》:"欲其柔滑,而腥脂之,則臑。""其應疾中手渾渾然者,病",意謂按壓到的脈搏跳動過快,且脈搏洪大,爲病脈。《廣雅·釋訓》:"渾渾,大也。"一說,"渾渾然",紛亂貌。王冰注:"渾渾,亂也。""中手徐徐然者,病",意謂按壓到的脈搏跳動過慢,爲病脈。"其應上不能至五寸,彈之不應者,死",意謂內踝上五寸不能按壓到脈動,以及彈脈後無法感受到脈動,爲死證。

二、損至脈

"損"和"至"是相反的兩種脈象。損脈,即脈搏跳動無力而緩慢;至脈,即脈搏跳動有力而快速。損脈皆是病脈,至脈則根據程度之不同分爲平脈(即正常脈象)和病脈。天回老官山漢簡《脈書·上經》(另一種分類法歸爲《敝昔醫論》)和《逆順五色脈藏驗精神》兩篇文獻中皆有涉及損至脈的簡文。柳長華等根據書法字體認爲《脈書·上經》爲西漢早期篆隸過渡字形,《逆順五色脈藏驗精神》屬漢隸[1];又從内容分析,《逆順五色脈藏驗精神》與《脈書·上經》有相承關係,《逆順五色脈藏驗精神》似爲《上經》之訓詁[2]。袁開惠等從簡文内容的豐簡,再結合柳長華等觀點,認爲《敝昔診法》在先,《逆順五色脈藏驗精神》在後,二者屬於同一學術流派系統[3]。柳、袁等先生的觀點,均認爲《脈書·上經》在前,《逆順五色脈藏驗精神》是對《脈書·上經》損至脈的具體闡釋,當是。故《脈書·上經》是現存最早記載損至脈學說的文獻,具體簡文如下:

1) 之次。故曰:脈再至曰平,參(三)至曰離經,□[4]▱。

2) 欮,再員(損)離亶,參(三)員(損)曰爭=(静,静)者奪血▱。

按:例2)有缺文,所存簡文未提及"脈"字,通過與《逆順五色脈

---

[1] 中國中醫科學院中國醫史文獻研究所等:《四川成都天回漢墓醫簡整理簡報》,《文物》2017年第12期,第48-57頁。

[2] 柳長華、顧漫、周琦,等:《四川成都天回漢墓醫簡的命名與學術源流考》,《文物》2017年第12期,第58-69頁。

[3] 袁開惠、王小芸、趙懷舟:《也談老官山漢墓醫簡所載"損至脈"》,《中醫藥文化》2019年第4期,第75-82頁。

[4] 經,□:"經"字下一字漫漶,整理者釋作"四",兩字圖版作" ",下一字與同書簡一八" (四)"字不似,故缺釋。

藏驗精神》中的五枚簡進行比較(具體對比參見下文表3-3),可以推斷這是在論述"損"脈。例1)下有缺文,所存簡文已提示是論述"至"脈。簡文中"再"和"三"似指程度之輕重,而不是指數量之多少。古醫籍中常有類似的表述,如《素問·陰陽別論》:"結陰者,便血一升,再結二升,三結三升。"張介賓注:"其淺者,便血一升,則結邪當解。若不解而再結,以邪盛也,故便血二升。若又不解,邪爲尤甚,故曰三結三升也。""再結""三結"表示邪盛的程度,簡文中"再損""三損"和"再至""三至"似指損脈和至脈的程度。

天回老官山漢簡《脈書·上經》簡一"敝(扁)昔(鵲)曰:人有九徹(竅)五臧(藏)十二節,皆黽(朝)於氣☐",簡四"不至,死。一乘一曰少氣。右方百字,㞢期☐☐"。例1)和例2)兩枚關於損至脈的簡,則編爲簡二、簡三,《天回醫簡》整理者將此四枚簡合爲一篇。簡四"右方百字"後,整理者注:"按本篇滿簡字數,計二十五字上下。此前計四簡(或有一簡亡失),補齊闕字數後,約可達百字之數。"此說牽強。簡四"右方百字"之前僅九字,就算前三簡皆滿簡,也不足以湊齊百字,因此整理者括注可能有一枚簡丢失。然而,簡一的現存文字,看不出是與簡二、簡三的損至脈内容相關。《素問·生氣通天論》有與簡一相似的文字,主要用於闡述天人相應的觀點:"夫自古通天者,生之本,本於陰陽。天地之間,六合之内,其氣九州、九竅、五藏、十二節,皆通乎天氣。"此外,從簡四所存文字來看,似乎也無法確定爲損至脈的内容。

天回老官山漢簡《逆順五色脈藏驗精神》關於損至脈的内容,主要是通過觀測呼吸脈搏次數的比例來診斷疾病。從現存簡文來看,天回老官山漢簡《脈書·上經》尚未將損至脈與呼吸脈搏次數比例聯繫起來,故没有設定呼吸的時間單位。"氣"和"血"是我國古代醫學的兩個重要概念,是維持生命的基本物質。呼吸是人體與外界的氣交換,脈是氣血運行的通道,呼吸和脈搏是判斷生命體徵的重要指標。將呼吸與脈搏聯繫起來診斷疾病,正是扁鵲一派的診病特點。

例如,《淮南子·泰族訓》載:"所以貴扁鵲者,非貴其隨病而調藥,貴其厭息脈血,知病之所從生也。"《鹽鐵論·輕重》云:"扁鵲撫息脈而知疾所由生。"

天回老官山漢簡《逆順五色脈藏驗精神》涉及損至脈內容的有五枚簡,分上下兩欄書寫,上欄為偶數,下欄為奇數,具體簡文如下:

3) 人一息脈二勤(動)曰平。三壹

4) 人一息脈三勤(動)曰參=擅=(三擅,三擅)者奪精。三貳

5) 人一息脈四勤(動)〚曰[1]〛四〚=〛澶=(四澶,四澶)者奪血。四壹

6) 人一息脈五勤(動)曰暴=(暴,暴)者奪精,死。七貳

7) 人一息脈六勤(動)曰重=(重,重)者死。五壹

8) 人一息脈一勤(動)曰少氣。四貳

9) 人再息脈一勤(動)曰離=澶=(離澶,離澶)者奪☐六壹

10) 人三息脈一勤(動)曰靜=(靜,靜)者奪血。五貳

11) 人四息脈一勤(動)曰僷=(無,無)者死。七壹

12) 【人[2]】五 息脈一勤(動)曰絕,不至,死。六貳

例3)至例12)簡文雖未談及至脈和損脈,但有些字詞與例1)和例2)是一脈相承的,見表3-3。

表3-3 《敝昔診法》《逆順五色脈藏驗精神》相近簡文比較表

《脈書·上經》	《逆順五色脈藏驗精神》
脈再至曰平	人一息脈二勤(動)曰平
☐再員(損)離澶	人再息脈一勤(動)曰離澶
參(三)員(損)曰爭=(靜,靜)者奪血	人三息脈一勤(動)曰靜=(靜,靜)者奪血

---

[1] 曰:原脫,據上下文體例補。
[2] 人:原缺,據上下文體例補。

《逆順五色脈藏驗精神》以"一息脈二動"爲平脈,至脈包括平脈和脈動快於平脈者,損脈則慢於平脈,并根據呼吸脈搏次數比進一步細分,見表3-4。

表3-4 《逆順五色脈藏驗精神》中的至脈和損脈比較表

損至脈					至	脈				損	脈		
息數	1	1	1	1		1		1	2	3	4	5
脈動數	6	5	4	3		2		1	1	1	1	1
名稱	重	暴	四澶	三澶		平		少氣	離澶	静	無	絶
病機		奪精	奪血	奪精				少氣	奪□	奪血		
預後	死	死									死	死

《逆順五色脈藏驗精神》對於至脈和損脈的設定是極其規律的,至脈和損脈各五種。至脈是息數固定爲一,脈動數遞增;損脈是脈動數固定爲一,息數遞增。以平脈爲基準,與一息脈二動比例越接近者病情越輕,相差越大者病情越重,預後越差。

令人費解的是,"人一息脈二動曰平"與醫理不符。現代醫學認爲,正常人呼吸脈搏次數的比例爲1∶4~1∶5,即一呼一吸脈動4~5次。即使在科技不發達的古代,呼吸和脈搏的次數也是可以直觀地測量出來。那麼,《逆順五色脈藏驗精神》中平脈的設定爲何不以現實爲依據?袁開惠等認爲"息"的詞義當結合具體語境與醫療實際來揣度,"息"或與"呼"所指相同,并羅列了三點理由:一是《素問·玉機真藏論》"若人一息五六至,其形肉不脱,真藏雖不見,猶死也",《新校正》按:"人一息脈五六至,何得爲死?必'息'字誤,'息'當作'呼'乃是。"二是《漢書·蘇建傳附蘇武》"武氣絶,半日復息",顔師古注:"息,謂出氣也。"三是孫思邈在《千金翼方》卷二十五第七先後分別用了"一呼再至"和"一息再至"言平人脈象。因此,袁開惠等認爲雖然"一呼再至"與"一息二動"在文字選擇上有差異,但二者所指應同[1]。林億等《新校正》的按語主要認爲"息"乃"呼"之訛字,并非"息"有"呼"之義。《漢書》中的"息"和顔師古所謂的"出氣",皆指呼吸,不是單指呼氣。《千金翼方》一書非孫思邈個人的專著,其中收載了不少唐以前的醫學論述及方藥,由於文獻來源不同,其表述的内容也不盡相同。故"息"作"呼"解的證據似不能成立。相反,傳世醫籍中多處解釋一呼一吸爲一息。例如,《脈經》卷四《診損至脈》載:"一呼一吸爲一息。"《素問·平人氣象論》"呼吸定息脈五動",張志聰注:"出氣曰呼,入氣曰吸,一呼一吸爲一息。"可見,一息當指一呼加一吸。

廣瀨薰雄認爲"人一息脈二動曰平"顯然與現實不符,這種定義純粹是一個理論假説,同時列舉《靈樞·五十營》中"二刻二百七十息"也與目前的科學知識不符。[2] 我們更傾向於廣瀨薰雄的觀點,認爲"人一息脈二動曰平"可能是爲了闡釋《脈書·上經》中"再至曰平"而設立的假説。

没有任何一種學説從誕生伊始,就亘古不變,損至脈學説也在產生之後歷經了發展和演變的過程。在傳世醫籍和敦煌文獻中,可以清晰地看到損至脈學説發展演變的脈絡。唐及唐以前傳世醫籍如《素問》《難經》《脈經》《千金翼方》等都載有損至脈的内容。尤以《脈經》所存内容最爲豐富,主要在卷四《診損至脈》和卷五《扁鵲脈法》篇章之中。《脈經》卷四《診損至脈》包含三部分的内容:第一部分與《難經·十四難》内容基本相同(下文簡稱"《脈經》卷四《難經》部分"),第二部分是"扁鵲曰"(下文簡稱"《脈經》卷四'扁鵲'部分"),第三部分是"岐伯曰"。第一、第二部分關係較爲密切,都與呼吸脈搏次數的比例結合起來。第三部分的内容與呼吸脈搏無關,主要是從

---

[1] 袁開惠、王小芸、趙懷舟:《也談老官山漢墓醫簡所載"損至脈"》,第75-82頁。

[2] 廣瀨薰雄:《談老官山漢簡醫書中所見的診損至脈論》,載廣瀨薰雄著《簡帛研究論集》,上海古籍出版社,2019,第517-539頁。

四時、五臟、五神等角度進行闡述。因此,李伯聰、廣瀨薰雄等學者都認爲第一、第二部分屬於扁鵲學派,第三部分屬於黃帝學派[1]。第三部分的内容頗爲龐雜,似乎只是借用了"損至之脈"的名稱,至於内容是否源自黃帝學派,存疑。由於第三部分與扁鵲學派的損至脈學說無涉,故本書不展開討論。

(一)《脈經》卷四《難經》部分

《脈經》卷四《難經》部分的内容又可進一步分爲三段,現稱之爲(A)(B)(C)三段。(A)段是《脈經》卷四《難經》部分和"扁鵲"部分的總綱:

> (A)脈有損至,何謂也?然:至之脈,一呼再至曰平,三至曰離經,四至曰奪精,五至曰死,六至曰命絶,此至之脈也。何謂損?一呼一至曰離經,二呼一至曰奪精,三呼一至曰死,四呼一至曰命絶,此損之脈也。至脈從下上,損脈從上下也。

此處"再至曰平""三至曰離經"與天回老官山漢簡《脈書·上經》簡二完全相同,將呼吸和脈搏聯繫起來的闡述方式也與《逆順五色脈藏驗精神》相似。這足以證明三者的親緣關係。(A)段的呼吸時間單位是"呼",較"息"縮短到一半的時間。如此一來,平脈就與醫理相符。(A)段除了"至之脈"的"至"指的是至脈,其餘的"至"皆表示脈動,"一至"爲一次脈動。(A)段至脈(含平脈)共五種,損脈共四種(較《逆順五色脈藏驗精神》少了一種)。天回老官山漢簡中損至脈的名稱各異,上文至脈(除平脈外)和損脈名稱是相同,根據病情由輕到重,分別是:離經→奪精→死→命絶。徐大椿注:"平者,適得其常之謂。離經,離其常經也。奪精,精氣已奪也。死者,言其必至於死。命絶,則其生氣已絶,僅存脈之動而已,亦隨息也。"滕萬卿注:"蓋死與

---

[1] 廣瀨薰雄:《談老官山漢簡醫書中所見的診損至脈論》,第517-539頁;李伯聰:《扁鵲和扁鵲學派研究》,陝西科學技術出版社,1990,第222-224頁。

命絕,自有緩急之差。"這使得損至脈學說更理論化,表述也更加工整。最後一句"至脈從下上,損脈從上下"爲天回老官山漢簡所無,可能是後世增補的内容,(B)段文字就是對這句話的闡釋:

(B)損脈之爲病奈何?然:一損損於皮毛,皮聚而毛落;二損損於血脈,血脈虛少,不能榮於五藏六府也;三損損於肌肉,肌肉消瘦,食飲不爲肌膚;四損損於筋,筋緩不能自收持;五損損於骨,骨痿不能起於床。反此者,至於收病也。從上下者,骨痿不能起於床者,死;從下上者,皮聚而毛落者,死。治損之法奈何?然:損其肺者,益其氣;損其心者,益其榮衛;損其脾者,調其飲食,適其寒温;損其肝者,緩其中;損其腎者,益其精氣。此治損之法也。

(A)段"損之脈"有四種,(B)段"損脈"有五種。(A)段"損之脈"是病情由輕到重,(B)段"損脈"是病位由表及裏。兩者不是一一對應的關係。(B)段主要是將五體和五臟的概念納入損至脈學說,使其學說理論更加豐富。

從呼吸和脈搏的表述來看,(C)段似以(A)段(最後一句除外)爲綱。爲節約篇幅,僅羅列(C)段的主要内容:

(C)脈來一呼再至,一吸再至,不大不小,曰平。一呼三至,一吸三至,爲適得病。前大後小,即頭痛目眩;前小後大,即胸滿短氣。一呼四至,一吸四至,病適欲甚。脈洪大者,苦煩滿;沉細者,腹中痛;滑者,傷熱;濇者,中霧露。一呼五至,一吸五至,其人當困。沉細即夜加,浮大即晝加,不大小雖困可治,其有大小者爲難治。一呼六至,一吸六至,爲十[1]死脈也。沉細夜死,浮大晝死。一呼一至,一吸一至,名曰損。人雖能行,猶當(一作獨未)着床,所以然者,血氣皆不足故也。再呼一至,再吸一至,名曰無魂。無魂者,當死也,人雖能行,名曰行尸。

[1] 十:《難經·十四難》無"十"字,可參。

(A)段只列一呼的脈搏次數,(C)段補充了一吸的脈搏次數。(C)段主要是結合臨床實踐經驗,從具體脈象、臨床症候、疾病預後等方面來論述損至脈學說。(C)段無"三呼一至"和"四呼一至",這些情況可能在臨床上不存在或極爲罕見,故省略。

(二)《脈經》卷四"扁鵲"部分

《脈經》卷四"扁鵲"部分的至脈稱作"三至""四至""五至",損脈稱作"再損""三損""四損"等,這種表述與天回老官山漢簡《脈書·上經》簡二、簡三相同。并且兩者損至脈的具體名稱也很相近,例如"三至"爲"離經","三損"爲"爭"。"扁鵲"部分用"動"來表示脈動又與天回老官山漢簡《逆順五色脈藏驗精神》相同。可見,"扁鵲"部分極有可能是出自扁鵲學派的著作。

"扁鵲"部分明確提出"一呼一吸爲一息"和"脈再動爲一至"的兩個概念。爲了讓損至脈學說與醫理相符,《難經》部分和"扁鵲"部分顯然采用了兩種不同的方法:《難經》部分將呼吸單位縮短至一呼,"扁鵲"部分將一至解釋爲兩次脈動。

"扁鵲"部分的損至脈學說有兩大特點:一是在至脈(含平脈)的呼吸間隙增加了一次脈動;二是將損至脈與人體經脈的脈氣運行理論結合起來。現將《脈經》卷四《難經》部分(A)段和"扁鵲"部分的呼吸脈搏次數列表進行比較,見表3-5。

表3-5 《難經》部分(A)段與"扁鵲"部分的呼吸脈搏次數比較表

《難經》部分(A)段		"扁鵲"部分	
原文	息/脈	原文	息/脈
脈一呼再至曰平	1/4	人一呼而脈再動……一吸而脈再動……呼吸定息,脈五動……故曰平	1/5
三至曰離經	1/6	脈三至者離經。一呼而脈三動……人一息脈七動	1/7

續　表

《難經》部分(A)段		"扁鵲"部分	
原文	息/脈	原文	息/脈
四至曰奪精	1/8	脈四至則奪精。一呼而脈四動……人一息脈九動	1/9
五至曰死	1/10	脈五至者死。一呼而脈五動……人一息脈十一動	1/11
六至曰命絶	1/12		
一呼一至曰離經	1/2	脈一損一乘者,人一呼而脈一動,人一息而脈再動	1/2
二呼一至曰奪精	1/1	脈再損者,人一息而脈一動……故曰離經	1/1
三呼一至曰死	1.5/1	脈三損者,人一息復一呼而脈一動……故曰争	1.5/1
四呼一至曰命絶	2/1	脈四損者,再息而脈一動……故曰亡血	2/1
		脈五損者,人再息復一呼而脈一動……故曰絶	2.5/1

一呼一吸脈五次也屬正常人的脈搏,以此爲平脈的論述也見於《素問·平人氣象論》:"人一呼脈再動,一吸脈亦再動,呼吸定息脈五動,閏以太息,命曰平人。平人者,不病也。"張介賓注:"動,至也。再動,兩至也。常人之脈,一呼兩至,一吸亦兩至。呼吸定息,謂一息既盡而换息未起之際也。脈又一至,故曰五動。"這是在上一次呼吸與下一次呼吸的間隙加了一次脈動,使得一息爲五次脈動。

"扁鵲"部分的脈氣運行與《靈樞·五十營》内容相近。《靈樞·五十營》只記載了正常脈氣運行情況,現將兩者正常脈氣運行的内容做對比:

故人一呼,脈再動,氣行三寸;一吸,脈亦再動,氣行三寸。呼吸定息,氣行六寸。十息氣行六尺,日行二分。二百七十息,氣行十六丈二尺,氣行交通于中,一周于身,下水二刻日行二十五分。

(《靈樞·五十營》)

　　故人一呼而脈再動,氣行三寸;一吸而脈再動,氣行三寸。呼吸定息,脈五動。一呼一吸爲一息,氣行六寸。人十息,脈五十動,氣行六尺。二十息,脈百動,爲一備之氣,以應四時。(《脈經》卷四"扁鵲"部分)

"扁鵲"部分增加了"脈五動"三字,與上文《素問·平人氣象論》中平脈相同。令人疑惑的是,一呼一吸的四次脈動,脈氣共運行了六寸,那麽定息之間的一次脈動,脈氣就停止不動了嗎？這顯然有悖於醫理。《難經·一難》中的表述與《靈樞·五十營》相近:"人一呼脈行三寸,一吸脈行三寸,呼吸定息,脈行六寸。"由此推測,脈氣運行的理論最初是在一息脈四動的基礎上構建的。"扁鵲"部分之所以改爲"脈五動",是因爲要將損至脈與脈氣運行理論結合起來。比較上面兩段文字,可以發現《脈經》段文字在行文中更強調脈動次數。廣瀬薫雄認爲,如果"人一息脈五動",270息(氣行一周身)等於脈1 350動。一天的呼吸次數是13 500,即1 350的十倍。這樣,呼吸次數和氣行速度的關係變得很整齊[1]。其説可參。

"扁鵲"部分雖然修改了一息的脈動次數,但脈氣運行依舊沿用原來一息脈四動氣行六寸(即脈一動氣行一寸半)的理論,没有因爲至脈在呼吸間隙增加了一次脈動,對原有理論進行改造。"扁鵲"部分下文至脈的脈動次數和氣行長度也是不相符的,例如:

　　脈三至者離經。一呼而脈三動,氣行四寸半。人一息脈七動,氣行九寸……脈四至則奪精。一呼而脈四動,氣行六寸。人一息脈九動,氣行尺二寸。

按:"氣行九寸",實際上是六次脈動的氣行長度;"氣行尺二寸",

---

[1]　廣瀬薫雄:《談老官山漢簡醫書中所見的診損至脈論》,第517-539頁。

則是八次脈動的氣行長度。

廣瀨薰雄認爲《靈樞·五十營》和《素問·平人氣象論》是受扁鵲學派的影響而撰寫的篇章,其撰寫年代要晚於《脈經》卷四"扁鵲"部分[1]。我們認爲《靈樞·五十營》中一息脈四動才是正常脈氣運行的理論原型,《脈經》卷四"扁鵲"部分中一息脈五動是改造後的理論。《靈樞·五十營》雖然受到扁鵲學派的損至脈學説影響,但撰寫年代應該早於《脈經》卷四"扁鵲"部分。

廖育群曾指出扁鵲脈學融入了今本《黃帝内經》,其中就包括《素問·平人氣象論》這篇[2]。其説可從。《素問·平人氣象論》中,有些用詞與天回老官山漢簡《逆順五色脈藏驗精神》很相近,見表3-6。

表3-6 《逆順五色脈藏驗精神》《素問·平人氣象論》相近内容比較表

《逆順五色脈藏驗精神》	《素問·平人氣象論》
人一息脈一勤(動)曰少氣 人四息脈一勤(動)曰憮=(無,無)者死。 【人】五息脈一勤(動)曰絶,不至,死	人一呼脈一動,一吸脈一動,曰少氣 人一呼脈四動以上曰死,脈絶不至曰死

可見,《素問·平人氣象論》的確受到扁鵲學派損至脈學説的影響。與《脈經》卷四"扁鵲"部分相比,兩者撰寫年代孰先孰後則難以定論。

唐初楊上善編集的《太素》是《黃帝内經》的一種早期傳本。山田慶兒通過比較研究《太素》與《素問》及《靈樞》文體、術語與卷次的構成,所得出的結論是《太素》更接近於古代的原型[3]。《太素》卷十

---

[1] 廣瀨薰雄:《談老官山漢簡醫書中所見的診損至脈論》,第517-539頁。

[2] 廖育群:《重構秦漢醫學圖像》,上海交通大學出版社,2012,第172-174頁。

[3] 山田慶兒:《〈黃帝内經〉的成立》,載《古代東亞哲學與科學文化:山田慶兒論文集》,遼寧教育出版社,1996,第234-254頁。

五《尺寸診》:"人一呼脈再動,人一吸脈亦再動,命曰平人。平人者,不病也。"《素問·平人氣象論》中"呼吸定息脈五動,閏以太息"十一字更像是後加的文字。通行本《素問》是經過唐代王冰整理編次並作注釋,王冰對這段話的注釋是:"經脈一周於身,凡長十六丈二尺。呼吸脈各再動,定息脈又一動,則五動也,計二百七十定息。氣可環周,然盡五十營,以一萬三千五百定息,則氣都行八百一十丈。"可見,王冰本《素問》是有這十一字,至於是否爲王冰所加則無法判定。王冰的注解也強調了脈動和脈氣運行的關係。一息脈五動的說法可能來源於改造後的脈氣運行理論。

除了平脈因後加的十一字導致一息脈動變成五次,《素問·平人氣象論》中的至脈則沒有在定息之間再增加一次脈動。例如:"人一呼脈三動,一吸脈三動而躁。"故可推測《素問·平人氣象論》中損至脈的內容(除去後加的十一字)的撰寫年代似早於《脈經》卷四"扁鵲"部分。

(三)《脈經》卷五《扁鵲脈法》

《脈經》卷五《扁鵲脈法》中,與扁鵲學派的損至脈相關的內容只有第一段"扁鵲曰":

> 人一息脈二至謂平脈,體形無苦。人一息脈三至謂病脈。一息四至謂痺者,脫脈氣,其眼睛青者,死。人一息脈五至以上,死,不可治也。都—作聲息病,脈來動,取極五至,病有六七至也。

按:此處只有至脈,無損脈。"一息"爲呼吸時間單位,"至"表示脈動。文中沒有像《脈經》卷四"扁鵲"部分那樣強調"脈再動爲一至",因此上文的"至"當理解爲脈動一次。上文至脈的呼吸脈搏次數的比例與天回老官山漢簡《逆順五色脈藏驗精神》相同,沒有根據醫理進行修改,且論述也頗爲簡略,似乎只是摻雜了零星的臨床經驗,故而懷疑其撰寫時代要早於《脈經》卷四"扁鵲"部分。

(四)《千金翼方》和敦煌卷子 P.3287

唐代孫思邈的《千金翼方》卷二十五第七所載損至脈的內容大多源自《脈經》卷四《難經》部分。爲了便於討論，可將《千金翼方》中損至脈的內容分爲（Ⅰ）（Ⅱ）（Ⅲ）三段。（Ⅰ）段節録了《脈經》卷四《難經》部分（C）段的文字，并稍作改動：

> 凡脈一呼再至，一吸再至，<u>呼吸定息，其脈五至</u>，不大不小爲平。若一呼三至，一吸三至，<u>始爲得病</u>也。夫脈前大後小，則爲頭痛目眩；前小後大，則爲胸滿短氣。（《千金翼方》卷二十五第七）

> 脈來一呼再至，一吸再至，不大不小曰平。一呼三至，一吸三至，爲適得病。前大後小，即頭痛目眩；前小後大，即胸滿短氣。（《脈經》卷四第五）

《千金翼方》的平脈增加了"呼吸定息，其脈五至"。在孫思邈另一本著作《備急千金要方》卷二十八第一中也是"五至"："一呼而脈再至，一吸而脈再至，呼吸定息之間復一至，合爲五至，此爲平和中適者也。"可見，一息脈五動在《千金方》的時代流傳較廣。"始爲得病"與"爲適得病"義近。《助字辨略》卷五："《漢書·賈誼傳》'陛下之臣，雖有悍如馮敬者，適啓其口，匕首已陷其胸矣'。師古云'始欲發言節制諸侯王，則爲刺客所殺'。愚案，此'適'字，始也，甫也，方也，纔也。"

（Ⅱ）段與《脈經》卷四《難經》部分的（A）段和（B）段文字基本相同。

（Ⅲ）段文本來源較爲複雜，其中至脈（含平脈）與敦煌卷子 P.3287 內容相近，見表 3-7。

表 3-7　《千金翼方》和 P.3287 至脈內容比較表

《千金翼方》卷二十五第七	P.3287
凡脈一息再至爲平，無病也	故脈一息二至，名曰平脈
一息三至名離經。**離，失也。經，常也。**其人榮衛已虧，將欲病也	一息三至，府離經，以榮衛氣亂也

續 表

《千金翼方》卷二十五第七	P.3287
一息四至爲奪精，其人已病也	一息四至，藏奪精=（精。精）者，謂藏中神也。以神逸不守本藏也
一息五至爲絶命，**有大有小爲難治**	一息五至，陽絶紀=（紀。紀）謂諸經脈中氣斷不行也
一息六至爲將滅	一息六至，陰持[1]滅=（滅。滅）謂諸經絡中血枯竭也
一息七至爲命盡	一息七至，曰命盡=（盡。盡）謂出入息帝（希）也
一息八至爲無魂	一息八至，曰無魄
一息九至爲無魄	一息九至，曰無魂
一息十至爲今死	一息十至，必死矣

　　表3-7《千金翼方》中有兩處文字頗爲可疑：一處是"三至"中的"離，失也。經，常也"，此六字疑旁注誤入正文；另一處是"五至"中的"有大有小爲難治"，此七字與上下文格格不入，疑爲衍文。這七字可能來源於《脈經》卷四《難經》部分（C）段："一呼五至，一吸五至，其人當困。沉細即夜加，浮大即晝加，不大小雖困可治，其有大小者爲難治。"忽略《千金翼方》中的兩處可疑文字，與P.3287進行對比，可以看出兩者許多表述是相同或相近的，存在親緣關係。兩者最大的不同是，P.3287將"臟腑""陰陽"的概念引入至脈，這是其他文獻所未見的。至於"無魂"和"無魄"的顛倒，可能是傳抄之誤。其中，"平""離經""奪精"等至脈名稱與天回老官山漢簡《脈書·上經》，以及《脈經》卷四《難經》部分皆同。

　　P.3287沒有損脈的內容，《千金翼方》（Ⅲ）段有損脈的記載：

　　　　一息一至，其人雖行，當着床，其人血脈已病，諸氣皆不足

---

[1] 持：疑爲"將"之訛字。

也。二息一至爲危,三息一至爲困,四息一至爲行尸將死,五息一至爲定死。

按:相較於其他損脈,"一息一至"没有損脈的具體名稱,多了十九字的論述文字。《脈經》卷四《難經》部分(C)段有與之相近的文字:"一呼一至,一吸一至,名曰損。人雖能行,猶當—作獨未—着床,所以然者,血氣皆不足故也。""一息一至"後面或有脱文,内容是損脈的具體名稱,而多出來的十九字疑係衍文。

現將《千金翼方》(Ⅲ)段的一處旁注誤入正文,以及兩處衍文的内容删去:

凡脈一息再至爲平,無病也。一息三至名離經,其人榮衛已虧,將欲病也。一息四至爲奪精,其人已病也。一息五至爲絶命。一息六至爲將滅。一息七至爲命盡。一息八至爲無魂。一息九至爲無魄。一息十至爲今死。一息一至□二息一至爲危,三息一至爲困,四息一至爲行尸,將死,五息一至爲定死。

修改後的(Ⅲ)段的論述語言簡練,呼吸脈搏次數的比例也没有根據醫理進行修改。至於形成年代,可能略晚於天回老官山漢簡《逆順五色脈藏驗精神》。

綜上可知,天回老官山漢簡《脈書·上經》簡二和簡三是現存最早記載損至脈學說的文獻,由於簡的殘損,現已無法知曉其全貌。從所存簡文來看,"損"和"至"是兩種相反的脈象。天回老官山漢簡《逆順五色脈藏驗精神》中五枚簡則是對《脈書·上經》損至脈的具體闡釋,并將損至脈與呼吸脈搏次數的比例聯繫起來。爲了解釋《脈書·上經》簡二中"再至曰平",《逆順五色脈藏驗精神》設立了"人一息脈二動曰平"的假説。《千金翼方》卷二十五第七(Ⅲ)段,及敦煌卷子 P.3287 和《脈經》卷五都沿用了這種假説。縱觀我國古代醫學的發展歷史,諸多理論學説的産生都是從假説開始。假説的建立并非完全憑空捏造,往往基於一定的客觀事實,但又不是單純的經驗總結,而是具有規律性的探索。

囿於當時的認知水平和思維束縛,所構建的假説可能有悖於客觀事實和規律。對假説進行檢驗、補充、改造、完善,使其成爲一種經得起實踐檢驗的理論學説,這是一個漫長的過程。損至脈學説也經歷了這樣的過程。在《脈經》卷四《診損至脈》中,爲使損至脈學説與醫理相符,采用了兩種不同的方法:《難經》部分將呼吸單位縮短至一呼;"扁鵲"部分將一至解釋爲兩次脈動,至脈(含平脈)還在呼吸間隙增加一次脈動。《脈經》卷四《難經》部分(A)段是《脈經》卷四《難經》部分和"扁鵲"部分的總綱。(B)段是對(A)段最後一句"至脈從下上,損脈從上下"的闡釋,主要是將五體和五臟的概念納入損至脈學説。(C)段似以(A)段(除最後一句)爲綱,再根據臨床經驗,從具體脈象、臨床症候、疾病預後等方面來論述損至脈學説。《脈經》卷四"扁鵲"部分主要是將損至脈與人體經脈的脈氣運行理論結合起來。現將損至脈學説的重要文獻承遞關係繪成圖示如圖3-1:

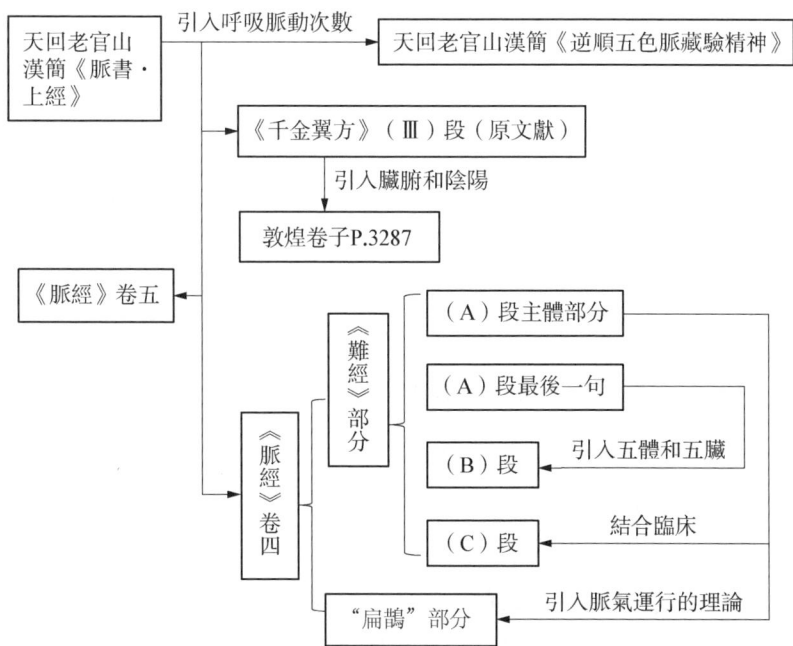

圖3-1　損至脈學説承遞關係示意圖

三、結代脈

脈次包括脈搏跳動的頻率和節律。上一節損至脈是通過脈搏跳動的頻率快慢判斷疾病的預後。除此之外，脈搏跳動的節律是否規則也是判斷預後好壞的重要指標，如天回老官山漢簡《脈書·下經》簡二三七載："足少陰之脈，三勤（動）一止，則三日而死。七勤（動）一止，則七日而死。"此類脈象在醫學上稱爲"結代脈"。《脈經》卷一《脈形狀指下秘訣》載："結脈，往來緩，時一止復來。代脈，來數中止，不能自還，因而復動。脈結者生，代者死。"《脈經》卷四《診脈動止投數疏數死期年月》是論述此類脈象和預後的專篇：

> 脈一動一止，二日死。—經云：一日死。二動一止，三日死。三動一止，四日死，或五日死。四動一止，六日死。五動一止，五日死，或七日死。六動一止，八日死。七動一止，九日死。八動一止，十日死。九動一止，九日死，又云十一日死。—經云：十三日死，若立春死。十動一止，立夏死。—經云：立春死。十一動一止，夏至死。—經云：立夏死；一經云：立秋死。十二、十三動一止，立秋死。—經云：立冬死。十四、十五動一止，立冬死。—經云：立夏死。二十動一止，一歲死，若立秋死。二十一動一止，二歲死。二十五動一止，立冬死。—經云：一歲死，或二歲死。三十動一止，二歲死，若三歲死。三十五動一止，三歲死。四十動一止，四歲死。五十動一止，五歲死。不滿五十動一止，五歲死。

此文就脈動止數與死亡日期的對應關係，雖然頗爲機械，但是反映出脈搏短絀越頻繁，預後越差。

四、五臟脈與脈中胃氣

我國古代醫學認爲人體經脈是氣血運行的通道，貫通全身，內連臟腑，外達體表。脈象是脈動應指的形象，能夠反映臟腑氣血之盛衰，不同臟腑的脈象也呈現不同的特點。例如《素問·宣明五氣》載：

"五脈應象,肝脈弦,心脈鉤,脾脈代,肺脈毛,腎脈石,是謂五藏之脈。"此外,胃被稱作"水穀之海",是氣血生化之源,人體各臟腑、組織皆有賴於胃氣的充養。脈象中有無胃氣,對於判斷疾病預後密切相關,如《素問·平人氣象論》謂:"人以水穀爲本,故人絶水穀則死,脈無胃氣亦死。所謂無胃氣者,但得真藏脈,不得胃氣也。"又如,《針灸甲乙經》卷四第一上云:"人常稟氣於胃,脈以胃氣爲本,無胃氣曰逆,逆者死。"何謂脈有胃氣?五臟脈與脈中胃氣又存在着怎樣的聯繫?

天回老官山漢簡《脈書·上經》簡四二載"知死生之期,謹精莞脈,毋與衆囗。其入不囗其囗"。《天回醫簡》整理者注:"莞,讀爲'脘',指胃脘。莞脈,指'胃脘之陽'與'真藏之脈'。""莞"讀爲"脘",指胃脘。其説可從。武威醫簡19"寒氣在胃莞"之"莞",亦讀爲"脘"。《説文·肉部》:"脘,胃府也。"整理者謂"莞脈"指"胃脘之陽"與"真藏之脈",主要依據是《素問·陰陽別論》中的一段文字:

> 所謂陰者,真藏也,見則爲敗,敗必死也。所謂陽者,胃脘之陽也。別於陽者,知病處也;別於陰者,知死生之期。三陽在頭,三陰在手,所謂一也。別於陽者,知病忌時;別於陰者,<u>知死生之期。謹熟陰陽,無與衆謀</u>。

此段文字的最後十三字與簡文頗爲相似,故《天回醫簡》整理者認爲"謹熟陰陽"與簡文"謹精莞脈"義同。《素問·陰陽別論》中的"陽",即"胃脘之陽",指的是頭部人迎脈動處切得的脈象。王冰注:"胃脘之陽,謂人迎之氣也……胃爲水穀之海,故候其氣而知病處。人迎在結喉兩傍,脈動應手。"楊上善注:"善別胃脈,即知胃氣有無。"《素問·病能論》云:"人迎者,胃脈也。"《靈樞·經脈》載:"胃足陽明之脈……其支者,從大迎前下人迎,循喉嚨,入缺盆,下膈屬胃絡脾。"可見,在傳世醫籍中,人迎屬足陽明胃脈,人迎脈動處可診察脈中胃氣之強弱。

《素問·陰陽別論》中的"陰",指的是"真藏脈",此脈象在手腕寸口處按得。"真藏脈"包括真肝脈、真心脈、真肺脈、真腎脈、真脾脈。《素問·玉機真藏論》闡述了"真藏脈"出現的原因和預後：

> 五藏者皆禀氣於胃，胃者五藏之本也。藏氣者不能自致於手太陰，必因於胃氣，乃至於手太陰也。故五藏各以其時，自爲而至於手太陰也。故邪氣勝者，精氣衰也，故病甚者，胃氣不能與之俱至於手太陰，故真藏之氣獨見，獨見者，病勝藏也，故曰死。

"真藏脈"提示邪盛正衰，胃氣不能相從，五臟之氣單獨出現在手太陰寸口脈動處，這是疾病危重階段的脈象。

《素問·陰陽別論》中的"謹熟陰陽"，是指掌握人迎寸口診法。人迎處切得的是胃氣，寸口處切得的是五臟之氣，兩種脈象互相參照，不僅可以判斷五臟的病位，還可以預測生死。但在《素問·玉機真藏論》和《素問·平人氣象論》中，脈中胃氣和五臟之氣都是通過手太陰寸口脈動處切得，後世脈診也多采用獨取寸口法。通常認爲，脈象不浮不沉，不疾不徐，來去從容，節律一致，即脈有胃氣。正常的五臟脈象以有胃氣爲主，稍微帶有本臟脈象。若脈象胃氣不足，本臟脈象顯露太過，則爲病脈；若脈象全無胃氣，僅呈現出本臟脈象，則爲死證。如《素問·平人氣象論》謂"弦多胃少曰肝病，但弦無胃曰死""鈎多胃少曰心病，但鈎無胃曰死"等等。《素問·平人氣象論》根據脈中胃氣之多寡，以及五臟脈象本身顯露的程度，詳細描述了五臟的平脈、病脈和死脈。其中，五臟死脈即《素問·玉機真藏論》之"真藏脈"。

天回老官山漢簡《脈書·上經》竹簡殘斷較甚，缺文嚴重，除十三字之外，其餘簡文皆與《素問·陰陽別論》無涉。那麽，簡四二"謹精莞脈"與《素問·陰陽別論》中的"謹熟陰陽"能否等同，似無法一言蔽之。"莞脈"一詞，或爲偏正結構，指胃脈；或爲并列結構，指脈中胃氣和五臟脈。無論何種解讀，由"莞脈"一詞，推測當時可能已經注意到脈中胃氣。

天回老官山漢簡《脈書·上經》雖未提出"真藏脈"的概念,但載有五臟脈象的特點,與《素問·宣明五氣》中的"五脈應象",《素問·平人氣象論》中的五臟死脈,以及《素問·玉機真藏論》中的"真藏脈"都存在着一定的聯繫,可對讀。爲便於比較,現將相關内容列表如表3-8:

表3-8 五臟脈象對比表

天回醫簡《脈書·上經》	《素問·宣明五氣》	《素問·平人氣象論》	《素問·玉機真藏論》
心。敝(扁)昔(鵲)曰:脈句(鈎)至者,曰病出心_一四	心脈鈎	死心脈來,前曲後居,如操帶鈎	真心脈至,堅而搏,如循薏苡子累累然
肺。毛至曰病出於肺_一五	肺脈毛	死肺脈來,如物之浮,如風吹毛	真肺脈至,大而虛,如以毛羽中人膚
肝。张(弦)至曰病出於肝_一六	肝脈弦	死肝脈來,急益勁,如新張弓弦	真肝脈至,中外急,如循刀刃責責然,如按琴瑟弦
腎。臂=(辟辟)如單(彈)石者,病出於腎_一七	腎脈石	死腎脈,發如奪索,辟辟如彈石	真腎脈至,搏而絶,如指彈石辟辟然
脾。至如鳥之豆(嚡),如水之深,病出於脾_一九	脾脈代	死脾脈來,鋭堅如鳥之喙,如鳥之距,如屋之漏,如水之流	真脾脈至,弱而乍數乍疏

簡一四記載心病脈象爲"鈎",與《素問·宣明五氣》的"心脈鈎"相同。王冰注:"如鈎之偃,來盛去衰也。"鈎脈是指脈來充盈,去勢減弱,應指前後不一致。《史記·扁鵲倉公列傳》引《脈法》曰:"脈來數疾去難而不一者,病主在心。"脈來跳動過快,去勢應指無力,難以按得,符合鈎脈"來盛去衰"的特點。《素問·平人氣象論》謂:"死心脈來,前曲後居,如操帶鈎。""曲",即鈎。《説文·句部》:"鈎,曲也。"王冰注:"居,不動也。""前曲後居",指脈象前面呈現鈎脈"來盛去

衰"的特點,後面因脈動無力,無法按得。《素問·玉機真藏論》記載"真心脈"的特點是"如循薏苡子累累然",指的是多次脈搏跳動的應指感覺。

簡一五載肺病的脈象爲"毛",也與《素問·宣明五氣》的"肺脈毛"相同。王冰注:"輕浮而虛如毛羽也。"簡文"毛至"爲肺病脈象,指脈象浮大而虛。《素問》其他篇中也多以羽毛來比喻肺病脈象,如《素問·平人氣象論》"病肺脈來,不上不下,如循雞羽""死肺脈來,如物之浮,如風吹毛"。"循",通"揗",撫摩。"如揗雞羽",指如撫摩雞的羽毛。"如物之浮,如風吹毛",指脈象輕浮無根,像輕毛隨風飄移。可見,雖然皆以羽毛比喻脈象,但是因病情之輕重,仍有所區別。又如,《素問·玉機真藏論》:"真肺脈至,大而虛,如以毛羽中人膚。"

簡一六載肝病的脈象爲"弦",也與《素問·宣明五氣》的"肝脈弦"相同。王冰注:"耎虛而滑,端直以長也。""耎",軟也。其脈象特點是應指柔軟、圓滑、端直,搏動範圍較長,這顯然是有胃氣的正常肝脈。簡文"弦至"當指脈體彈性差,欠柔軟,端直且長,如人按琴弦或弓弦。如《素問·平人氣象論》載:"死肝脈來,急益勁,如新張弓弦。"《素問·玉機真藏論》載:"真肝脈至,中外急,如循刀刃責責然,如按琴瑟弦。""死肝脈""真肝脈"爲死證脈象。因無胃氣,故而脈管失去柔和之性,應指强硬,彈性差,如按琴弦和弓弦,甚者如循刀刃。

簡一七載腎病的脈象爲"辟辟如彈石",符合《素問·宣明五氣》"腎脈石"的特點,又與《素問·平人氣象論》中的死腎脈"辟辟如彈石"和《素問·玉機真藏論》中的真腎脈"如指彈石辟辟然"表述一致。王冰注"辟辟如彈石,言促又堅也",即脈來急促,應指堅硬如石。

由上述四臟脈象可知,天回老官山漢簡《脈書·上經》的五臟病脈,與《素問·宣明五氣》中記載的"五脈應象"相近。簡一九載脾病的脈象爲"至如鳥之豆,如水之深",與《素問·宣明五氣》"脾脈代",從字面上看不出有何種聯繫。心、肺、肝、腎四臟脈象特點分別以鈎、毛、弦、石等實物作比喻,唯獨脾脈的特點"代"并不是具體物象。

何謂代脈？《史記·扁鵲倉公列傳》中有所解釋："切之時不平而代……代者，時參擊并至，乍躁乍大也。""參擊并至"，與馬王堆帛書《足臂十一脈灸經》第21~22行"揗溫（脈）如三人參舂"相似，形容脈搏節律錯亂。"躁"，指脈動急速。《廣雅·釋詁一》："躁，疾也。"《脈經》卷一《脈形狀指下秘訣》指出"代脈"的脈象特點是"來數中止，不能自還，因而復動"。代脈最大的特點就是就是脈動節律不齊。《素問·玉機真藏論》所載真脾脈也表現爲"乍數乍疏"，與代脈相同。

《素問·平人氣象論》載："死脾脈來，銳堅如烏之喙，如鳥之距，如屋之漏，如水之流。"這與簡一九對脾病脈的描述是"至如鳥之豆，如水之深"，在文本上一脈相承，顯然有着源流關係。《天回醫簡》整理者將"豆"讀爲"喌"，引《說文》解釋爲"喙"，顯然是受《素問·平人氣象論》中相關內容的影響。王冰注："烏喙鳥距，言銳堅也。"可見，無論是王冰，還是《天回醫簡》整理者都認爲脾脈應指特點如鳥類的喙，尖銳而質硬。上文談到心、肺、肝、腎四臟脈象各具特色，脈象應指堅硬是腎脈的特點——"腎脈石""辟辟如彈石"，若脾脈也是銳堅，則兩者區別不大。

有一種可能是《素問·平人氣象論》"如鳥之喙"文字有誤，如林億等《新校正》有云："按《平人氣象論》云'如鳥之喙'。又別本'喙'作'啄'。"唐初孫思邈所著《千金方》引用了大量唐以前的文獻，其傳本之一的《新雕孫真人千金方》，被認爲是未經北宋校正醫書局校改過的早期版本，此本卷十五第一引《素問·平人氣象論》這段文字時，也作"如鳥之啄"。另外，晉代王叔和《脈經》一書，集漢及漢以前脈學之大成，卷三第三引《素問》雖作"如烏之喙"，但卷十中另有"脾脈之來……如鳥之啄，如水之漏者，死"等語。卷十這段文字未標明出處，可能引自其他的脈學著作。而"烏"與"鳥"，"喙"與"啄"字形非常相近，易發生訛誤。以上諸例可從文本角度證明《素問·平人氣象論》"如烏之喙"是"如鳥之啄"之誤。

從醫學角度來說，"如鳥之啄"，指脈動如鳥啄食。《脈經》中多處以"雀啄"形容脈象,如卷五《扁鵲診諸反逆死脈要訣》載:"脈來如屋漏、雀啄者,死。"小字注:"雀啄者,脈來甚數而疾,絕止復頓來也。""如鳥之啄",與"雀啄"同,指脈搏跳動過快,又伴有間歇性脈動停止,故時快時慢。與《史記·扁鵲倉公列傳》所載代脈的特點是"時參擊并至",以及《素問·玉機真藏論》所載真脾脈"乍數乍疏"皆相符合。如此,簡一九"至如鳥之豆(喙)"的"喙"字,不應據《素問·平人氣象論》釋作"喙",而當釋爲"啄"。《爾雅·釋鳥》:"生噣,雛。"陸德明《釋文》:"噣,義當作啄。"《廣韻·覺韻》:"噣,鳥生子能自食。"

因此,簡一九"至如鳥之豆(喙)",指脈動如鳥啄食,即脈搏跳動過快,且有不規則的歇止。簡一九描述脾病脈象特點還有"如水之深",《素問·平人氣象論》中死脾脈也有"如水之流"這樣的描述。"深"與"流"也可能存在文本訛誤,至於孰是孰非,似難以判定。

第三節 色脈合參

五色診與脈診往往相參爲用,例如天回老官山漢簡《脈書·上經》以聲音與回聲,形體與影子來比喻五色與脈象的關係,簡四〇:"五色甬(通)天,脈之出入,與五色相應也,猷(猶)鄉(響)之應聲也,猶京(影)象刑(形)也。"《素問·移精變氣論》則以日月來比喻色和脈:"色以應日,脈以應月,常求其要,則其要也。"以日喻色,是因爲兩者都通過明晦呈現變化;以月喻脈,是因爲一年有十二月,人體有十二經脈,月有盈虧,脈有盛衰。

色脈相應的理論基礎爲氣,氣是構成世界的本原,自然之氣與人體之氣相應。人體的五色和脈象皆隨自然之氣的更替有所變化。不僅是五色在相應時令中顯露出來,四時脈象也呈現不同的特點。《素問·脈要精微論》載:"萬物之外,六合之内,天地之變,陰陽之應。彼春之暖,爲夏之暑。彼秋之忿,爲冬之怒。四變之動,脈與之上下。以春應中規,夏應中矩,秋應中衡,冬應中權。""規""矩""衡""權"用以比喻四時正常脈象。四時正常脈象之所以表現出不同的特點,是因爲自然界陰陽之氣的消長所致。

又因"肝主春""心主夏""肺主秋""腎主冬"(《素問·藏氣法時論》),四時脈象與五臟脈象也有對應關係。正常四時脈象仍以胃氣爲主,稍微顯露各時令的特點,如《素問·平人氣象論》中強調"春胃微弦""夏胃微鈎""秋胃微毛""冬胃微石"。

《素問·移精變氣論》強調色脈合參,要結合四時來判斷預後:"夫色之變化,以應四時之脈,此上帝之所貴,以合於神明也,所以遠死而近生。"王冰注:"觀色脈之臧否,曉死生之徵兆,故能常遠於死而近於生也。"至於色脈具體的對應關係,在《靈樞·邪氣藏府病形》中有詳細的記載:

> 色青者,其脈弦也;赤者,其脈鈎也;黃者,其脈代也;白者,其脈毛;黑者,其脈石。見其色而不得其脈,反得其相勝之脈,則死矣。得其相生之脈,則病已矣。

按:"弦""鈎""代""毛""石"既是五臟脈象,又與四時脈象相吻合。五色與脈象不符,説明患有疾病。通過色脈可以判斷疾病的預後,可以根據脈象和五色的五行生克關係來判斷。例如,色青(五行屬木),其脈毛(五行屬金),金克木,則爲死證;其脈石(五行屬水),水生木,則疾病好轉。

天回老官山漢簡《脈書·上經》中也有類似的記載,但方法有所不同,簡二二"凡脈與五色變,内乘外者死,外乘内者可以每(毒)□"。"内"疑指脈象,"外"似指病色。"乘",戰勝、勝過。《廣韻·蒸韻》:"乘,勝也。""每(毒)"字後有缺文,所缺第一字疑是"藥"字。《逆順五色脈藏驗精神》簡八有"病不裹〈裏〉,不可以每(毒)藥"。"毒藥",此指治病的藥物,而不是有毒的藥物。《素問·異法方宜論》載:"其治宜毒藥。"王冰注:"能攻其病則謂之毒藥。"《史記·留侯世家》云:"毒藥苦口利於病。"《脈書·上經》簡二二意謂脈象與病色不符合,若脈象五行勝病色五行,爲死證;若病色五行勝脈象五行,可以用藥物治療。

《素問·玉機真藏論》在論述"真藏脈"的同時,也有關於色診的描述,如"真肝脈至,中外急如循刀刃,責責然,如按琴瑟弦,色青白不澤,毛折,乃死"。"色青白",包含兩種顏色,青色爲肝木本色,白色爲客色屬金,金勝木,即本章第一節表3－1中的"本色忽變"出現客色,其病因是"五藏有疾,府有絕氣",預後不佳。脈象爲"真肝脈"屬木,客色爲白色屬金,兩者是天回老官山漢簡《脈書·上經》中的"外乘內"關係,可以用藥物治療。"不澤"指皮膚晦暗、無光澤,"毛折"指毛髮枯槁、易折斷,這都是臟腑病重、精氣衰敗的表現。綜合色脈情況,判斷爲死證。其餘四臟色脈情況以此類推,見表3－9:

表3－9 真藏脈之主客色

脈象	主色	客色	五行關係	預後
真肝脈(木)	青(木)	白(金)	金勝木	毛折,乃死
真心脈(火)	赤(火)	黑(水)	水勝火	毛折,乃死
真脾脈(土)	黃(土)	青(木)	木勝土	毛折,乃死
真肺脈(金)	白(金)	赤(火)	火勝金	毛折,乃死
真腎脈(水)	黑(水)	黃(土)	土勝水	毛折,乃死

上述這些通過色脈判斷疾病預後的方法大都拘泥於五行生克關係,另有根據臨床的具體症狀結合色脈來診斷疾病,例如《素問·脈要精微論》云:

肝脈搏堅而長,色不青,當病墜若搏,因血在脅下,令人喘逆。其耎而散色澤者,當病溢飲,溢飲者渴暴多飲,而易入肌皮腸胃之外也。胃脈搏堅而長,其色赤,當病折髀。其耎而散者,當病食痹。脾脈搏堅而長,其色黃,當病少氣。其耎而散色不澤者,當病足胻腫,若水狀也。腎脈搏堅而長,其色黄而赤者,當病折腰。其耎而散者,當病少血,至令不復也。

這裏不細分臟腑病脈,概言之"搏堅而長"和"耎而散"。王冰注"諸脈搏堅而長者,皆爲勞心而藏脈虛極也""諸脈耎散者,皆爲氣實血虛也"。脾病爲本色現,肝、胃、腎病皆非本色,且無嚴格的五行生克關係。肝病和脾病還關注到皮膚的色澤。

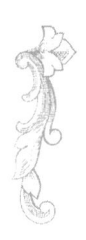

第四章
治療經驗與疾病預測

疾病能否被治愈，多久才能治愈，除了疾病本身（包括疾病種類分型和發病之輕重緩急）之外，治療方法也至關重要。選擇適當的方法來治療疾病，可以藥到病除。選擇錯誤的方法，不僅會延誤病情，損傷身體，甚至危害生命。這就需要醫家根據醫學理論和臨床經驗加以判斷，如不同病位的疾病，需采用不同的療法。天回老官山漢簡《逆順五色脈藏驗精神》簡八載"病不表，不可以鑱石。病不裏〈裏〉，不可以每（毒）藥。不表不裏〈裏〉者，死□"。相同的方法治療同一種疾病的不同階段，預後也不同，如《逆順五色脈藏驗精神》簡二九："石且（疽），大（太）上石=神=（石神，石神）必已；亓（其）次石=血=（石血，石血）得分[1]；亓（其）下石=農=（石膿，石膿）十一活。"用石法來治療癰疽：初始階段尚無器質性病變，預測其治愈率爲100%；當發展到血分階段，治愈率只有50%；等到化膿後，治愈率僅剩10%。

簡帛醫書中有不少方書，如馬王堆帛書《五十二病方》、天回老官山漢簡《六十病方》、武威醫簡，以及北大漢簡"病方甲"和"病方乙"。此外，還有一些戰國秦漢時期的簡牘如清華簡、周家臺秦簡、北大秦簡、里耶秦簡、敦煌漢簡、居延漢簡等，都有數量不少的病方。這些出土病方有内服方、外治方、針灸方、祝由方等，涉及内、外、婦、兒等臨床

---

[1] 分：一半。

各科,真實地反映了戰國秦漢時期的醫療情況。這些病方除了記載治療的疾病、藥物名稱和劑量,以及使用方法之外,還會記錄疾病的轉歸情況。病方的撰寫者或抄錄者根據以往的治療經驗對疾病的轉歸予以記錄,待病方傳至後世,使用者就可以根據這些治療經驗,對疾病的轉歸作出預測。

第一節　見效快,預後佳

在衆多治療手段中,外科手術療法往往具有立竿見影之效,如馬王堆帛書《五十二病方》載:

　　1)一,牡痔居竅旁,大者如棗,小者如棗覈(核)者方:以小角₌(角角)之,如孰(熟)二斗米頃,而張角,絜以小 $_{257/244}$ 繩,剖以刀。其中有如兔髖,若有堅血如拈〈指〉末而出者,即已(已)。令。$_{258/245}$

　　2)一,巢塞直(膓)者,殺狗,取其肝,以冒籥,入直(膓)中,炊(吹)之,引出,徐以刀【剝(剝)】去其巢。冶黃黔(芩)而麦(屢)傅 $_{275/262}$ 之。人州出不可入者,以膏₌(膏膏)出者,而到(倒)縣(懸)其人,以寒水戔(濺)其心腹,入矣。$_{276/263}$

按:例1)"牡痔",即外痔。"以小角角之",用角制的小火罐吸出痔核。前一個"角"指牛、羊等獸角,可用作火罐,後一個"角"指"角法",即古代的一種外治法,類似後世的拔罐法。例1)利用角法,通過負壓使外痔充分暴露,然後用小繩結紮,再用刀割去痔瘡,待血液凝固,外痔去除,疾病康復。例2)"巢塞胆",似爲嵌頓痔,指内痔或混合痔脫出,受到肛門括約肌的夾持,靜脈回流受阻,使得脫出的痔核充血腫脹,不能自行上縮收回肛門,形成嵌頓。"人州",指人的肛門。"人州出不可入者",即脫肛患者。例2)治療兩種疾病,一是腫脹的痔核堵塞近肛門的直腸下端,通過巧妙的手術割去痔核,再外敷黃芩末消炎止血。二是治療脱肛,用油膏塗抹脱出的肛門,倒懸其人,再用冷水激心腹部,使其受寒而肌肉收縮,同時結合重力作用令脱出的肛門回復。

内服方中,也有速效,預後佳者。如天回老官山漢簡《六十病方》載:

3) 廿二、治黄單(癉),取黄牡牛弱(溺)歙(飲)之,能多歙(飲)之,亟已。_₁₀₀

按:"黄癉",即皮膚、黏膜、鞏膜黄染之黄疸。《傷寒論》和《金匱要略》認爲黄疸發病多因瘀熱與濕相搏,小便不利是常見症狀之一,利小便可退黄。方中只有一味藥"黄牡牛溺"。《名醫別録·中品》"牛角䚡"條目下記載:"黄犗牛、烏牯牛溺,治水腫,腹脹,脚滿,利小便。"《爾雅·釋詁》謂"亟,疾也""亟,速也"。例3)是一首治療黄疸的内服單方,多飲黄牡牛溺,則疾病很快痊愈。

有些醫方起效雖快,但有一個病愈的過程。如天回老官山漢簡《六十病方》載:

4) 治血痹,屑(屑)白薟(蘞)、勺(芍)藥、節華、薑、圭(桂)、小林(椒)、朱(茱)臾(萸)等,并合,取三撮,入美酒一升中,先餔食龠(飲)之,日三=(三。三)日知,五日已。_₁₈₈

按:"知""已"皆指病愈,但是程度有所不同,"知"爲稍愈,"已"則是痊愈。如《素問·刺瘧》:"一刺則衰,二刺則知,三刺則已。"例4)是一首治療血痹的内服散劑,用藥三日後疾病減輕,五日後痊愈。

疾病在初始階段,病情較輕,往往預後較好。如馬王堆帛書《五十二病方》載:

5) 一,諸疽物初發者,取大叔(菽)一斗,熬孰(熟),即急邦〈抒〉置甀【□□□□□□□】置其【□】₃₀₀/₂₈₆醇酒一斗淳之至上下,即取其汁盡歙(飲)之。一歙(飲)病未巳(已),

□【□□□□□□□□】₃₀₁/₂₈₇歙(飲)之可。不過數歙(飲),病巳(已)。毋(無)禁。嘗試。令。₃₀₂/₂₈₈

6)一,血雎(疽)始發,佼=(儵儵)以熱,痛毋(無)適,□□【□□】□【□】□雎(疽)□【□□□□□□□□】₃₀₃/₂₈₉○戴糂(糝)、黄芩、白薟(蘞),皆居三日,旦【□□□□□】爲□【□□】雖□【□□□□□□□□】₃₀₄/₂₉₀₊₂₉₈之,令汗出到足,巳(已)。₃₀₅/₂₉₁

按:《説文·疒部》"疽,癰也"。徐鍇《繫傳》:"久癰也。"例5)"諸疽物初發",例6)"血疽始發",這兩例"疽"顯然不是指癰久治不愈導致的疾病。《五十二病方》中的疽病分多種類型,如嗌疽、爛疽、血疽、氣疽等。例6)是"血疽始發",病位尚淺,主要通過汗法,"令汗出到足",則疾病痊愈。例5)強調服藥一次,疾病若未痊愈,多飲幾次即能痊愈。

有些疾患雖是久病重病,若治療得當,依然可以藥到病除。例如:

7)治久欬逆上氣湯方:芷(紫)菀七束,門冬一升,款東[1]一升,橐吾一升,石膏半升,白□一束,桂一尺,密(蜜)半升,棗卅枚,半夏十枚,凡十物皆父(咬)且(咀)。₈₀正半夏毋父(咬)且(咀),洎水斗六升,炊令六沸,浚去宰(滓)。溫飲一小柸(杯),日三飲,即藥宿當更沸之,不過三四日愈。₈₀背(武威醫簡)

[1] 款東:即款冬。《神農本草經》稱款冬"一名橐吾",今簡文亦兩藥名并立,顯係兩藥,可能是同種植物的不同藥用部位,如同大青葉、板藍根、青黛爲菘藍的不同藥用部位。《急就篇》"橐吾"條下顔師古注:"似款冬,而腹中有絲,生陸地,華黄色,一名獸須。""款東"條下顔師古注:"款東即款冬也……生水中,華紫赤色。一名兔奚,亦曰顆東。"森立之認爲:"顔師古以紫赤花爲水生,以黄花爲陸生,非是。但不論紫黄、水陸,十一二月采緊實者爲好也。凡款冬花未開者,其色紫赤,花已開者,其色黄白,不可以紫黄分水陸也……'橐吾'之急言爲'徒',徒與筒、洞等字古相通。則徒,空也,爲中通之義。苦莖中通,故名橐吾,則爲莖名也。"

8)【牡】痔₂₅₂₍₂₃₉……一,多空(孔)者,亨(烹)肥瀹,取其汁潰(漬)美黍米三斗,炊之,有(又)以脩(滫)之,孰(熟),分以爲二,以稀【□】布各裹₂₅₄₍₂₄₁一分,即取鉛(鉛)末、叔(菽)酱(醬)之宰(滓)半,并壹(擣),以傅痔空(孔),厚如韭葉,即以居□,裹【□□】□更温,₂₅₅₍₂₄₂二日而巳(已)。₂₅₆₍₂₄₃(馬王堆帛書《五十二病方》)

9)一,去故般(瘢):善削瓜壯者,而其瓣材其瓜,【□】其□如兩指□,以靡(磨)般(瘢)令□□之,以□【□】₃₃₀₍₃₂₀傅之。乾,有(又)傅之,三而巳(已)。必善齊(齋)戒,毋【□】而巳(已)。₃₃₁₍₃₂₁(馬王堆帛書《五十二病方》)

10)一,胻=久=傷=(胻久傷:胻久傷)者癰=(癰,癰)潰,汁如麻(糜)。治之:煮水二【斗】,□一參,朮(术)一參,□【□】一參,凡三物。릨、朮(术)皆冶,□₃₄₂₍₃₃₂湯中,即炊湯=(湯。湯)温適,可入足,即置小木湯中,即〖□〗殹。湯居【□□】,入足湯中,踐木,湯没【□】。₃₄₃₍₃₃₃湯寒則炊之,熱即止火,自適殹。朝巳(已)食而入湯中,到餔巳(已)【而】出休,病即俞(愈)矣。病不【□】₃₄₄₍₃₃₄者一人〈入〉湯中即瘳,其甚者五六入湯中而瘳。其瘳殹不=癰=(不癰,不癰)而新肉=產=(肉產。肉產),即毋入【湯】₃₄₅₍₃₃₅中矣,即自合而瘳矣。服藥時毋(無)禁,及治病毋(無)時。令。₃₄₆₍₃₃₆(馬王堆帛書《五十二病方》)

按:例7)雖是久咳不愈,但服藥三四日疾病即可痊愈。例8)雖在牡痔條目下,但其症狀爲"多孔",類似現代醫學中的複雜性肛瘻。肛瘻初發多爲單純性肛瘻,經久不愈才會變爲複雜性肛瘻。治療方法是外敷法,治療第二日即可痊愈。例9)"故瘢",即陳舊性瘢痕,也是用外敷法,三次痊愈。例10)"胻久傷"症狀有"癰潰,汁如糜",這顯然是小腿受傷成癰,破潰化膿,久不收口,膿汁如粥糜。治療用外治方,藥物煎湯達到合適溫度并且保持一定的溫度,早飯後將病足浸泡其中,直到"餔"(下午3~5點)停止,即病愈。并進一步補充說明因疾病之輕重,療效也有快慢之分。還詳細描述了疾病轉歸情况,先是癃消退,再是長出新肉。

"瘩(癃)"是簡帛中常見的一類疾病,約對應於後世的癃閉、淋證、尿濁等病,表現爲小便不利、膀胱充盈脹痛、尿痛、尿血、尿中有砂石、小便渾濁等症狀。簡帛醫書中,此病分爲多種類型,武威醫簡有"石瘩(癃)""血瘩(癃)""膏瘩(癃)""泔瘩(癃)",天回老官山漢簡《脈書·下經》另有"氣瘩(癃)""心瘩(癃)""癰瘩(癃)",馬王堆帛書《五十二病方》還有"女子瘩(癃)"。其中,尤以"石瘩(癃)"(類似現代醫學中的腎結石或尿路結石)療效較爲顯著,見效更快,即通過服藥將結石排出。例如:

11)治諸瘩(癃):石瘩(癃)出石,血瘩(癃)出血,膏瘩(癃)出膏,泔瘩(癃)出泔,此五瘩(癃)皆同樂(藥)治之。苯(朮)、薑、瞿麥各六分,兔糸(絲)實、滑石各七分,桂半分,凡六物皆冶合,以方寸匕,酒飲,日六七。病立俞(愈),石即出。₁₀(武威醫簡)

12)一,瘩(癃),痛於脬及衷,痛甚,弱(溺)則痛益甚,□【□□□】。治之:黑叔(菽)三升,以美醯三【斗】₁₇₄/₁₆₁煮,疾炊,潰(沸),止火,潰(沸)下,復炊。參(三)潰(沸),止,浚取【汁】。牡【厲(蠣)】治一,毒堇冶三,凡二物并【和】₁₇₅/₁₆₂,取三指冣(撮)到節一,醯寒温適,入中,撓歓=(飲。飲)先食【後】食次(恣)。壹歓(飲),病俞(愈)。日壹【飲】₁₆₃,三日,病=巳=(病已。病已),類石如沙從前出。₁₈₀/₁₆₇(馬王堆帛書《五十二病方》)

13)廿三、治石瘩(癃)。黍米一升,水二升以積(漬)黍米,卒(晬)亓(其)日,澠(澆)取亓(其)汁,以煮薊、密芳、榮擷一枚,藥銷(稍)孰(熟)。宿毋食,澠(澆),歓(飲)亓(其)汁,○不過四五日即已矣。已試。○=(天回老官山漢簡《六十病方》)

按:例11)謂"五瘩(癃)",實際上簡文僅載有石癃、血癃、膏癃、泔癃四種類型。前三者分別對應石淋、血淋、膏淋。唯獨泔癃没有與之對應的淋證。郭晶磊等認爲"泔瘴（癃）"與後世醫書中的"熱淋"症狀相似，并引了《集驗方》和《諸病源候論》作爲證據。《集驗方》載"尿血後如豆汁狀"，《諸病源候論》謂"小便後如似小豆羹汁狀"[1]。其中"豆汁"和"小豆羹汁"當指赤小豆的羹汁，顏色呈赤紅色，與"尿血"相符合，與米泔水不同。因此，例11）"泔癃"與後世醫家所言的"熱淋"，顯然不是一種病症。例11）將"泔癃"和"膏癃"分列，兩者當有所區別。"泔癃"排出的尿液類似現代醫學中的乳糜尿，即尿中混有淋巴液而呈稀牛奶狀，古人則形容其如米泔水。"膏癃"排出的尿液類似現代醫學之脂肪尿，即尿中出現脂肪小滴。

例11）所載爲癃病通用方，強調一日多次服藥，這也符合醫理，通過大量飲水，增加尿量沖洗尿道，尤其有利於尿路結石的排出。例12）服藥一次，病情好轉；每日服藥一次，三日後疾病痊愈。例11）和例12）皆有"石癃"病愈的標志性症狀——"石即出""類石如沙從前出"，即結石從尿道排出。例13）爲治療石癃專方，方末強調不超過四到五日病愈。

有些醫方不但見效快，而且療效肯定，預後佳。例如：

14）治隔中，冶乾土，令大如米者二斗半，分以爲五，裹烝（蒸）熱，以一尉（熨）心，二尉（熨）兩脅，寒更之，復烝（蒸），病已，止。不過二日必已。₋八₋（天回老官山漢簡《六十病方》）

15）一，積（癪）者及股癰、鼠復（腹）者，【灸】中指蚤（爪）二莊（壯），必瘳。₂₂₆／₂₁₃（馬王堆帛書《五十二病方》）

按："隔中"，指隔塞不通的病症。張家山漢簡《脈書》簡6載："在胃管（脘），癃，爲鬲（隔）中。"《素問·氣厥論》云："肝移寒於心，狂，隔中。"例14）以熱熨法治療隔中，不超過二日疾病必定痊

---

[1] 郭晶磊、趙翀：《簡帛文獻中有關癃病的醫學史考察》，《簡帛》第二十一輯，上海古籍出版社，2020，第269-280頁。

愈。例15)是灸中指(相當於中衝穴)來治療腹股部位的病症,灸二壯後病愈。

第二節　見效慢,預後尚可

有些病症則需反復用藥,而預後較好。例如馬王堆帛書《五十二病方》:

1) 一,癃〈瘭(癃)〉,弱(溺)不利,脬盈者方：取棗穜(種)麢(麗)屑(屑)二升,葵穜(種)一升,合撓,三分之,以水一斗半【煮一】186/173分,孰(熟),去滓,有(又)煮一分,如此以盡三分。浚取其汁,以䤈(蜜)和,令毚(纔)甘,寒溫適,【□】187/174歙(飲)之。藥盡更爲,病巳(已)而止。令。188/175

2) 一,膏癃〈瘭(癃)〉,澡石大若李樺,巳(已)食歙(飲)之。不巳(已),復之。199/186

按：例1)癃病的突出症狀是小便不通,其病因爲膀胱氣化不利。《素問·靈蘭秘典論》載："膀胱者,州都之官,津液藏焉,氣化則能出矣。"所用藥物"棗穜"即棗子,"葵穜"即冬葵子。《神農本草經》載大棗"利九竅",冬葵子治"五癃,利小便"。"藥盡更爲",意謂服藥後再按前法制藥服用。例2)爲治"膏癃"專方,此病多因腎虛,故病程較長,需要反復用藥。《諸病源候論》卷十四《膏淋候》："膏淋者,淋而有肥,狀似膏,故謂之膏淋,亦曰肉淋,此腎虛不能制於肥液,故與小便俱出也。"可見,同樣是治療癃病,這兩首病方都強調反復用藥,直到疾病痊愈,才能停藥。

有些疾病難以治愈,還要根據疾病轉歸情況,調整劑量。例如天回老官山漢簡《六十病方》:

3) 十四、治欬,取紫菀(菀)十隻,陳肉酱(醬)以完(丸)之,大如羊矢。服吞之,始吞一,不知吞二,不知吞三。八二

4) 卅六、治消渴：凝(凝)水[石][1]、栝蔞各二分，澤烏(瀉)一分，冶，合和，以美黍(漆)丸，大如起實。始吞十九〈丸〉，衰益，以知毒爲齊(劑)。○一四九

按：例3)治療咳嗽的醫方，藥物劑型是丸劑，丸大如羊屎，剛開始服用一丸，病情沒有好轉，藥丸增至二丸、三丸。例4)是治療消渴的丸劑，開始服用十丸，根據疾病轉歸情況，加減藥物劑量，但是不能超過最大劑量。

有些重病久病，雖然疾病遷延不愈，但是通過治療其預後尚可。例如：

5)【脈】者：取野獸(獸)肉食者五物之毛等，燔冶，合撓，□。誨(每)旦，先食取三【指】大【撮】三，以溫酒一杯和，歙(飲)之。到 250/237 莫(暮)，有(又)先食歙(飲)如前數。恒服藥廿日，雖久病必巳(已)。服藥時，禁毋食彘(彘)肉、鮮魚。嘗【試】。251/238 (馬王堆帛書《五十二病方》)

6) 白水侯所奏治男子有七疾方……活(栝)樓根十分，天雄五分，牛膝四分，續斷四分，□□五分，昌(菖)蒲二分，凡六物皆并冶，合和，以方寸匕一爲後飯，愈(愈)。久病者卅日平復，百日毋疾苦。建威耿將軍方，良，禁，千金不傳也。84(武威醫簡)

7) 廿九、已身病大疕方，取柏葉莖(剉)之、舂之木白中，孰(熟)之，可一石所。以美酒六斗，三汲煮之，已，浚(挼)，溫汁令熱，以洎(洗)疕。百日已。一二三(天回老官山漢簡《六十病方》)

按：例5)是治療"脈"的內服方，用五種肉食動物的毛焚燒後放到溫酒中服用。張家山漢簡《脈書》簡9："在腸……左右血先出，爲脈。""脈"，近似於肛裂，主要症狀是肛門反復出血，毛髮焚燒後易成

---

[1] 凝水石："石"字原脱，據醫理補。《神農本草經·下品》"凝水石，一名白水石。味辛，寒，無毒。治身熱，腹中積聚，邪氣，皮中如火燒，煩滿"。消渴多屬熱證，熱者寒之。

灰,具有止血功能。堅持服藥二十日後,疾病雖久,依然可以痊愈。例6)是治療男子七疾内服方,所謂"七疾",簡文中僅存"陰寒""陰痿""苦衰""精失""精少""橐下養濕"六種,第七種疾患難以辨識。男子七疾多是男子性功能方面的疾患,即便是久病患者,服藥三十日病情好轉,百日後藥到病除。《説文·疒部》:"疕,頭瘍也。"例7)是"已身病大疕方",馬王堆帛書《五十二病方》第429/419行有"身疕"。可見,疕不是僅限於頭部的瘡瘍,而是可以泛發於全身。"身病大疕",當指較嚴重的疕病,使用外治法,需要百日才能痊愈。

有些醫方詳細記載了治療後疾病的轉歸情況,例如:

8)六日脛中當恿=(痛,痛)至足下,傷膿出,逐〈遂〉服之。卅日知愈(愈),六十日須(鬚)麋(眉)生。音聲雖嘶(嘶)敗,能復精(清)。68(武威醫簡)

9)樊(礬)石二分半,牡蠣三分,禹餘量(糧)四分,黄芩七分,蘗米三分,厚朴三分,凡六物皆冶,合和,丸以白密(蜜),丸大如吾(梧)實。旦吞七丸,餔吞九丸,莫(暮)吞十一丸。服藥十日知,小便數多,廿日愈(愈)。公孫君方。83背(武威醫簡)

按:例8)前面有脱簡,所以無主治病症名稱和具體藥物,原整理者認爲屬醫治大風方,可從。服藥後六日,小腿至足部疼痛,且有膿流出,三十日病愈,六十日胡鬚眉毛重新長出來,嘶啞的聲音也得以恢復清越。例9)方名爲"公孫君方",但是未記載主治病症,服藥十日後病情好轉,表現爲"小便數多",可以推知所治病症有小便不利,二十日後疾病痊愈。

簡帛中也有異病同治的藥方,但是不同疾病,其治愈期限也不同,例如:

10)七、益氣,令人輕勁,厲(癘)者百日,息癭七十日,内單(癉)者、顛(癲)疾者卅日,痹廿日,癰、欬五日,取犂(藜)盧(蘆)、礜各半。五七(天回老官山漢簡《六十病方》)

按："癘",癘風病。張家山漢簡《脈書》簡15："四節疕如牛目,麋(眉)突(脱),爲厲(癘)。"睡虎地秦簡《封診式》簡52～54是一封癘病的爰書(相當於定罪判決書),述其症狀爲："毋(無)麋(眉),艮本絶,鼻腔壞。刺其鼻不嚏(嚏)。肘郤(膝)□□□到□兩足下奇(踦),潰一所。其手毋胈。令譊,其音氣敗。"從症狀來看,"癘"似指麻風病。例10)"息",讀爲"瘜",即息肉,指人體黏膜表面長出的贅生物。《素問·病能論》："夫癰氣之息者,宜以針開除去之。"王冰注："息,瘜也,死肉也。"《説文·疒部》："瘜,寄肉也。""瘻",瘻管,指因膿腫引起的連接於體外與有腔器官之間,或兩個有腔器官之間的病理性排膿管道。《諸病源候論》卷三十四《諸瘻候》："瘻病之生……久則成膿而潰漏也。""瘜瘻",或爲息肉和瘻管兩病,或指息肉上有瘻管開口。"顛",讀爲"癲"。"顛"有頭頂和顛倒等義,因此將發作時有頭部病變與昏仆等症的疾患皆稱爲"癲"。《靈樞·癲狂》載："癲疾始生,先不樂,頭重痛……癲疾始作,先反僵,因而脊痛。""癲疾",當包括後世的癲狂和癲癇。"癰欬",當指癰疽和咳嗽兩個病症。例10)末尾有脱簡,藥方内容不全,本方主要是通過補氣而使人感覺輕快而有力,可用於多種病症,每種病症後皆記有日數,當是該藥方起效的時間,而不是疾病治愈的時間。因爲像癘風病,在當時的醫療條件下似難以治愈。

第三節　誤治,預後差

簡帛醫書中還有因誤治,導致不良後果的記載。例如張家山漢簡《脈書》[1]:

用砭(砭)啟脈者必如式,癰穜(腫)有農(膿),₅₈稱其小大而

---

[1] 馬王堆帛書《脈法》中也有相同的内容,但是帛書本殘缺較多,故本書引用簡本。

爲之砭[=]（砭。砭）有四害：一曰農（膿）深而砭（砭）淺，胃（謂）之不逮；二曰農（膿）淺而砭（砭）深，胃（謂）之泰（太）過；三曰農（膿）大而砭（砭）小，胃（謂）59之溓[=]（斂，斂）者惡不畢；四曰農（膿）小而砭（砭）大，胃（謂）之泛[=]（泛，泛）者傷良肉殹。60

按："稱"，度量。《廣雅·釋詁一》："稱，度也。"用砭石切癰排膿，要根據癰膿的實際情況，選取適宜大小的砭石，還要掌握切開的深淺。若膿深或大，砭石切開過淺，或選用砭石太小，則導致膿液無法排盡；若膿淺或小，砭石切開過深，或選用砭石太大，則會傷及旁邊正常的肌肉組織。

武威醫簡載有人在不同的年齡、特定的身體部位禁用灸法，若誤灸會造成嚴重的後果：

> 黃帝治病神魂忌：人生一歲毋灸心，21十日而死；人生二歲毋灸腹，五日而死；人生三歲毋灸背，廿日死；人生四歲毋灸頭，三日而死；人生五22歲毋久（灸）足，六日而死；人生六歲毋灸手，二日死；人生七日〈歲〉毋灸脛，卅日而死；人生八歲毋灸肩，九日而死；人23□者與五歲同，六十至七十者與六歲同，七十至八十者與七歲同，八十至九十者與八歲同，九十至24百歲者與九歲同。年已過百歲者，不可灸刺（刺），氣脈壹絕，灸刺（刺）者隨箴灸死矣。獨25

按：簡23和簡24之間當有兩枚脫簡，陳國清補釋爲"生九歲毋灸□，□日而死。人生十歲毋灸□，□日而死。十至二十者與一歲同，二十至三十者與二歲同，三十至四十者與三歲同，四十至五十者與四歲同，五十至六十"[1]。其說可從。

古人認爲人體的主要部位和器官有"人神"或"人氣"，其所在部位隨時日移動，實施針灸時當避開這些部位。傳世醫書（例如《黃帝

---

[1] 陳國清：《武威漢代醫簡釋文再補正》，《考古與文物》1990年第4期，第91-93頁。

蝦蟇經》《備急千金要方》《千金翼方》《醫心方》等）和敦煌文獻中都有與武威醫簡"黄帝治病神魂忌"相類似的記載。例如《醫心方》卷二《人神所在法》專門收録了《范汪方》[1]《華佗法》《蝦蟇經》等書中關於"人神""人氣"的内容，并根據時間分爲年神、日神、時神三部分。武威醫簡"黄帝治病神魂忌"顯然是以十年爲循環周期的年神，傳世醫籍中則多以十二年或九年爲循環周期。

敦煌卷子《新集備急灸經》（P.2675+？+P.2675bis）中的"凡年人神"，就是以十二年爲一循環周期，如年一在心、年二在喉、年三在頸、年四在肩、年五在背、年六在腰、年七在腹、年八在頭、年九在足、年十在膝、年十一在陰、年十二在胸在股、年十三又回到心，以此類推，最後爲年九十六在胸在股。《備急千金要方》卷二十九第七"推十二部人神所在法"與之相似，部位略有不同，另外增加了十二地支，依次是心辰、喉卯、頭寅、眉丑、背子、腰亥、腹戌、項酉、足申、膝未、陰午、股巳。

《備急千金要方》卷二十九第七中另有"推行年人神法"，則是以九年爲循環周期的"年神"。《備急千金要方》"推行年人神法"共有九個部位分别是臍、心、肘、咽、口、頭、脊、膝、足。人出生當年即一歲，年神在臍，二歲至心，以此類推，十歲又重新回到臍，即"九部行神歲移一部，周而復始，不可針灸"，直至九十歲至足爲終止。

《黄帝蝦蟇經·年神舍九部法》也是以九年循環周期，但是"九部"的部位和名稱有所不同，依次是神宫部（相當於中極穴），大敦部

---

[1]《范汪方》：東晋范汪所編撰，今已亡佚。《晋書》有范汪傳，然未言及醫事，梁代陶弘景《本草經集注·序録》載："余祖世已來，務敦方藥，本有《范汪方》一部，斟酌詳用，多獲其效。"《華佗法》：撰者不詳，今已亡佚。《肘後備急方》卷一第一載："又方，灸兩足大指爪甲聚毛中，七壯。此華佗法。"《蝦蟇經》：即《黄帝蝦蟇經》，撰者不詳，現存主要版本有日本文政六年（1823）刻本。丹波元胤《醫籍考》指出："《太平御覽》引《抱朴子》曰'黄帝醫經有蝦蟇圖，言月生始二日，蝦蟇始生，人亦不可針灸其處'。據此，則此書當漢人所撰。"除《范汪方》成書於東晋之外，《華佗法》和《蝦蟇經》的成書年代難以確考，根據後世引書情况，似在葛洪之前。

(相當於天突穴)，巨部(相當於巨骨穴)，頸部(相當於廉泉穴)，下承漿部(相當於承漿穴)，天部(相當於神庭穴)，闕庭部(相當於伏兔穴)，脛部(相當於足三里穴)，地部(相當於太衝穴)。《黄帝蝦蟇經·年神舍九部法》開頭指出"九部者，神所臟行，不可犯傷"，末尾又強調"夫神上法天，而下行無已，終而復始，故必慎之。神所在不可灸判[1]〈刺〉，當其年神傷之，致死也"。"人神"思想源自天人相應，"人神"在體內的遊走，往往與天時建立聯繫，除年神外，還有日神、時神、四季神等。其中，最能反映天人相應思想的是以每月三十日爲循環周期的日神游走。

　　古人根據月相變化周期制定朔策，一個朔望月的長度比二十九日半稍長，故以大月三十日，小月二十九日，大小月交替。古人認爲月中有兔與蟾蜍，如《論衡·順鼓》："月中之獸，兔、蟾蜍也。"蟾蜍，又名蝦蟇。《黄帝蝦蟇經》繪有"蝦兔圖"(見表4-1)，根據月相變化，前十五日隨"月生"蝦蟇與兔的形象逐漸顯現出來，後十五日因"月毀"兔與蝦蟇的形象逐漸消失在月相的陰影之中。在人體內中除了"人神"之外，還存在着"人氣"，它們每月逐日游走，具體部位不盡相同。《醫心方》卷二第八"日神"部分所引的《范汪方》記載了"人氣"的游走部位，《華佗法》則是記載了"人神"的游走部位。其中，記載最爲詳細的當屬《黄帝蝦蟇經》，同時標記了"人氣"和"人神"，還圖文兼備，現將主要内容列表如表4-1：

表4-1　《黄帝蝦蟇經》隨月生毀"人氣""人神"表

日	蝦兔圖文		人氣	灸刺傷後的不良反應	人神
月生一日	●	蝦蟇生頭喙	足小陰至足心	使人陰氣不長，血氣竭盡，泄利，女子絶産，生門塞	同

[1] 判："刺"之訛字。《醫心方》卷二《人神所在法》引此條作"刺"。

續　表

日	蝦兔圖文	人　氣	灸刺傷後的不良反應	人神
月生二日		蝦蟇生左肩	足內踝後足小陰	使人氣共，男子陰痿，女子腸結不了	同
月生三日		蝦蟇生右肩	股裏	使人遺溺，女子陰生血痹癈絕，男子陰痿	同
月生四日		蝦蟇生左脇	腰中輸	使人喉痹，卒不知人，內亂疝閉癃	同
			背腎輸	又不可合陰陽，發癰疽	
月生五日		蝦蟇生右脇	承漿，又懸癰，又舌本	使人喉痹，卒不知人，內亂五臟不安，令人暴溫病疝死	同
月生六日		蝦蟇生後左股	足大陰大指白完節上太衝脈	使人足寒暴不仁，寒熱頭頂痛，三日六日不可合陰陽，發癰疽	右小指少陽
月生七日		蝦蟇生後右股	足內踝上與足厥陰交	使人厥逆上氣，霍亂轉筋，甚則致死	同
月生八日		蝦蟇生尻，身形盡具	魚際股內廉	使人生寒痹骨痛，內亂，五臟不安	手椀（腕）中
月生九日		兔生頭	陽明足跗交脈	使人足跗不仁骨痹	尻尾
			此大陰陽明胃管、大腸輸	使人泄注，禁三日九日，不可合陰陽	
月生十日		兔生左肩	足陽明跗上五寸，腰目	使人上氣，留胃管水穀不化，轉爲大脹逆氣	同

续 表

日	虾兔图文	人 气	灸刺伤后的不良反应	人神
月生十一日		兔生右肩	口齿鼻柱	使人齿癃疽,胸塞气不通	同
月生十二日		兔生左胁	人迎发际	使人头生恶疮,发癃疽喉痹	同
月生十三日		兔生右胁	头,遂当两乳间	使人发癃疽乳蝼(瘘),发心疝贲肩胃管伤中	齿中
月生十四日		兔生左股	阳陵泉,又胃管,又手阳明	使人生厥逆,膝胫肿痛,不得屈伸	同
月生十五日		兔生右股尻,身形尽具	巨虚上下廉	使人足胫痹不仁,大小肠不化水谷,又不可合阴阳,女子中风病,大禁非小	胃管右手阳明
月毁十六日		虾蟇始省头	足太阳目眦风府	使人风盲病,芒芒无所见,令人病水	胸中
月毁十七日		虾蟇省左肩	脊膂	使人腰脊病即伛(偏)	气街
月毁十八日		虾蟇省右肩	肾募,下至髀股	使人病胀痔溏瘕泄痢不止,其即生马尤(疣)疽瘘	同

續　表

日	蝦兔圖文		人　氣	灸刺傷後的不良反應	人神
月毁十九日		蝦蟇省左胁	委陽	〖使〗[1]人大委（痿）肉燋枯,生氣兩脚攣急,不可屈申（伸）	足跗
月毁二十日		蝦蟇省右胁	外踝後京骨	使人發筋痿足牧足甚即率捶[2],氣聾	内踝
月毁二十一日		蝦蟇省左股	足少陽目外眦及耳後	使人目下赤及耳,風痹	同
月毁二十二日		蝦蟇省右股	缺盆掖（腋）下	使人欬逆上氣,面符（胕）腫,掖（腋）及手足寒熱,男子發背,女子發乳	外踝
月毁二十三日		蝦蟇省尻,身形盡	髀厭中	使人髀脚不仁,疼痛行步難	肝
月毁二十四日		兔始省頭	脚外踝陷者中	使人脚不仁骨筋急,霍亂上下逆轉筋	兩胁
月毁二十五日		兔省左肩	大陰,至絶骨,又太陵	使人内亂五臟煩滿熱厥,男子氣竭,女子陰私病	手足陽明

[1]　使：原脱,據上下文例補。

[2]　足牧足甚即率捶：語不成辭。"牧"疑爲"收"之訛,第二個"足"字疑爲衍文,"率捶"二字疑有錯訛。

續 表

日	蝦兔圖文		人 氣	灸刺傷後的不良反應	人神
月毀二十六日		兔省右肩	足厥陰大敦叢毛	使人氣疝急,女子寒入乳,月水通絶孕[1]	胸中
月毀二十七日		兔省左脇	内踝上交大陰	使人頹(癩)腸痔[2],女子月水不通,内亂五臟煩滿	同
月毀二十八日		兔省右脇	脚内廉	使人委(痿)癃頹(癩),陰陽道不亥腰背	不同神[3]
月毀二十九日		兔省左股	鼠僕[4]環陰氣街	使人血疝下痢,清血不可止	膝中
月毀三十日		兔省右股,身形都盡	關元至陰孔	使人陰陽絶生暴疝,陰委(痿)不起,精自出,溺有餘瀝,頹(癩),氣上下衝心腸,五臟百病,多有暴死,不可陰陽,禁大	兩足

[1] 月水通絶孕:"通"字前疑脱"不"字,即月水不通絶孕。

[2] 頹腸痔:"頹"讀爲"癩",指陰腫。簡帛中多作"積""隤""穨",傳世醫籍中"癩"字最早見於《素問》。如《素問·脈解》:"所謂癩癃疝膚脹者,曰陰亦盛而脈脹不通。"《靈樞》中"癩"多作"㿗",如《靈樞·經脈》"丈夫㿗疝"。古代字書中,"隤""㿗""癩"皆可表示陰腫一類的病症。如《釋名·釋疾病》:"陰腫曰隤,氣下隤也。"《玉篇·疒部》:"㿗,下腫也。"《集韻·灰韻》:"㿗,《倉頡篇》'陰病',或作癩。"腸痔,指肛周膿腫。《諸病源候論》卷三十四《腸痔候》:"肛邊腫核痛,發寒熱而血出者,腸痔也。"

[3] 不同神:根據上下文例"不同神"之後,會進一步指出人神所在部位,此處下文無"彼在……"等文字,有兩種可能,一是"不"爲衍文,"人神"與"人氣"部位相同;二是"神"字後有脱文。

[4] 鼠僕:"僕"讀爲"鼷",同"鼠蹊",指鼠蹊部,在腹股溝處。

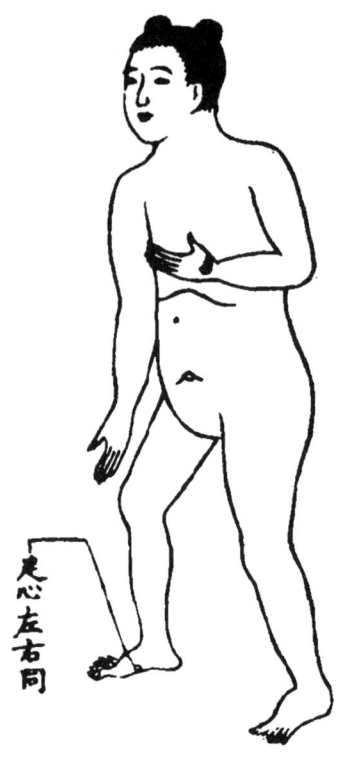

图 4-1 《黄帝虾蟆经》"月生一日"人形图

《黄帝虾蟆经》在"虾兔图"下方,还有三十幅人形图(兹舉第一幅圖,見圖4-1),主要在人像中標注人氣所在部位。若灸刺傷及"人氣"所在部位,就會出現一些不良反應。"人神"所在部位,與"人氣"一致的稱"同神",不同的則稱"不同神",并進一步指出具體部位。

表4-1中"虾兔图"的文字描述和"人氣""人神"所在部位,與《醫心方》卷二第八引《范汪方》和《華佗法》的記載有所不同。"人氣"在後世文獻較爲罕見,而"人神"則一直流傳下來,且標注在後世的曆書中,如敦煌西域出土的具注曆和明清時期的《大統曆》《時憲曆》等[1],還對藏醫學產生了影響[2]。

針刺除了避開"人神""人氣"所在部位,更重要的是避開内在臟腑,例如《素問·診要經終論》載:"凡刺胸腹者,必避五藏。中心者,環死。中脾者,五日死。中腎者,七日死。中肺者,五日死。中鬲者,皆爲傷中,其病雖愈,不過一歲必死。"

---

[1] 可參看宋神秘:《明清曆日中的針灸禁忌研究》,《自然科學史研究》2021年第3期,第285-304頁。

[2] 可參看劉英華、甄艷、銀巴:《敦煌古藏文醫算卷"人神"喇(bla)禁忌研究》,《西北民族大學學報(哲學社會科學版)》2019年第5期,第57-67頁。

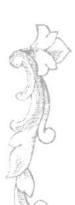

第五章
時令氣候與疾病預測

我國古代是農耕社會,因爲生産生活的需要,對於天氣、氣候、季節等尤爲關注。自然界之氣候,除了影響生産生活之外,還與人體健康息息相關。張家山漢簡《引書》簡 103~104 就談到了氣候與人體發病的關係:"人之所以得病者,必於暑濕風寒雨露,奏(腠)理啓闔,食歓(飲)不和,起居不能與寒暑相瘧(應),故得病焉。是以春夏秋冬之間,亂氣相薄遝也,而人不能自免其間,故得病。"

當氣候適宜,風調雨順時,民衆不易患病,如銀雀山漢簡 1893"然【則天無】疾風,草木偃卬(仰),□氣□,民不疾,榮華□"。類似的記載也見於《管子·五行》:"然則天無疾風,草木發奮,鬱氣息,民不疾而榮華蕃。"若氣候寒溫不和,風雨不時,則會導致疾病甚至疫病的發生。例如,《管子·度地》云:"大寒大暑,大風大雨,其至不時者,此謂四刑。或遇以死,或遇以生,君子避之,是亦傷人。"《靈樞·歲露論》載:"因歲之和,而少賊風者,民少病而少死;歲多賊風邪氣,寒溫不和,則民多病而死矣。"

第一節 時 令

古人特別重視一年四時季節更替,所以上至天子的詔令,下至黎民百姓的童蒙教育都有相關內容。例如,廣爲流傳的《千字文》中就強調"寒來暑往,秋收冬藏"。統治者按照季節制定農事的政令,通常稱爲"時令",猶"月令"。時令雖產生於生產實踐,但逐漸靠攏於政治實踐,順天行政也成爲古代理想政治的經典標準[1]。統治者常根據季節來頒行相應的政令。例如,《漢書·成帝紀》記載了漢成帝陽朔二年(前23)春季氣候不溫反寒,於是頒布詔令曰:"昔在帝堯立羲、和之官,命以四時之事,令不失其序。故《書》云'黎民於蕃時雍',明以陰陽爲本也。今公卿大夫或不信陰陽,薄而小之,所奏請多違時政。傳以不知,周行天下,而欲望陰陽和調,豈不謬哉!其務順四時月令。"

古人很早就發現四時都有其常見病,如《周禮·天官冢宰》載:"四時皆有癘疾,春時有痟首疾,夏時有痒疥疾,秋時有瘧寒疾,冬時有嗽上氣疾。"鄭注:"癘疾,氣不和之疾。"《素問·金匱真言論》也有類似記載:"春善病鼽衄,仲夏善病胸脇,長夏善病洞泄寒中,秋善病風瘧,冬善病痹厥。"出土簡帛中有不少時令類文獻,其中也有關於時令異常導致疾病流行的記載。

一、十二月令

李零將時令或月令分兩種,一種按四時劃分,一種按五行劃分,前者是四時令,後者是五行令[2]。十二月令屬於前者四時令。十二月以四時來劃分,即孟春、仲春、季春、孟夏、仲夏、季夏、孟秋、仲秋、季秋、孟冬、仲冬、季冬。十二月令主要以自然界的四時節律來指導人事活動。早期傳世典籍中,有不少十二月令的內容,例如《禮記·月令》《呂氏春秋》十二紀、《淮南子·時則訓》等。其中有因時令異常導致民衆疾病流行的記載。例如,《禮記·月令》:"孟春……行秋令,則其民大疫,猋風暴雨揔至,藜莠蓬蒿并興""季春……行夏令,則民多疾疫,時雨不降,山陵不收"。孔家坡漢簡《歲》最末段也有類似的

---

[1] 余欣:《敦煌的博物學世界》,甘肅教育出版社,2010,第187頁。
[2] 李零:《子彈庫帛畫(下)》,文物出版社,2017,第43頁。

記載:

> 正月并居寅,以謀春事。必溫,不溫,民多疾,草木、五穀生不齊。469二月發春氣於丑,是胃(謂)五(吾)已生矣。發子氣矣,必風,民多腹腸之疾,草木不實。三月止寒於戌,是470胃(謂)吾已成矣,子敬毋殺。必溫,寒,名曰執,蚤(早)寒蚤(早)執,莫(暮)寒莫(暮)執,終日寒三執。四月并居471卯,以受夏氣。必溫,不溫,五穀夏夭,草木不實,夏洛(落),民多戰(癉)疾。五月治虫於辰巳,是胃(謂)472吾已長矣,子戒毋敢徵。必星,小雨小虫,大雨大虫。六月止雲霧(霧)於亥,是胃(謂)吾已長矣,子毋敢473徵。大雨大徵,小雨小徵。七月并居申,以行秋氣。必寒,溫,民多疾病,五穀夭死。八月止陽氣474於未,是胃(謂)吾已殺矣,止子氣。必寒,不寒,民多戰(癉)疾,禾復。九月爲計於卯,蚤(早)風以於草木,溫以475清,五官受令其風,忘有大事,計不成。其黃也,有土功事;其黑也,有憂;其白也,有兵;其青476也,有木功事;其赤也,民多戰(癉)疾,鬼水哀。十月稱臧(藏)於子,必請風,忘有大事,受臧(藏)不成。477十〖一〗月[1]㞋(廩)事於酉,必請風。忘,正(政)亂,下不聽(聽)。十二月置、兔於午,必請風。忘,執正(政)、置官不治,若有大事。478

劉樂賢指出:"簡文分十二月講述時令和氣候,有些地方不易理解。例如,正月并居寅、二月發春氣於丑之類,含義并不清楚,其十二支的搭配規則也不清楚。"[2]值得一提的是,《靈樞·歲露論》也有類似記載:"二月丑不風,民多心腹病。三月戌不溫,民多寒熱。四月巳不暑,民多癉病。十月申不寒,民多暴死。"張介賓注:"二三四月以陽王之時,而丑日不風、戌日不溫、巳日不暑,陰氣勝而陽不達也,故

---

[1] 十一月:原作"十月",根據上下文當是"十一月",故補之。

[2] 劉樂賢:《孔家坡漢簡〈日書〉"歲"篇初探》,載《簡帛》第二輯,上海古籍出版社,2007,第409-414頁。

民多病。十月以陰王之時,而申日不寒,陽氣勝而陰不藏也,故民多暴死。"顯然張介賓認爲丑、戌、巳等所指爲日支,今結合簡文所述如"二月發春氣於丑""四月并居卯"等,將丑、卯等理解爲日支,於義不通。故無論《靈樞·歲露論》,還是簡文中與月份相關的地支,只能存疑待考。

簡文強調氣候寒温不時,與民衆疾病的發生有着密切的聯繫,如正月春"必温,不温,民多疾",四月夏"必温,不温……民多戰(癉)疾",七月秋"必寒,温,民多疾病"。還有風與疾病的關係,如二月"發子氣矣,必風,民多腹腸之疾"。

二、五令

基於"天人相應"的思想,古人認爲統治者政令有誤,上天會降下自然災害,導致氣候寒暑不節,風雨不調。例如,上博簡《魯邦大旱》記載了魯哀公十五年(前480)時發生大旱,哀公請教孔子禦大旱之法。孔子認爲魯國大旱的原因是統治者"遊(失)者(諸)型(刑)與惠(德)",消災之法是"政(正)巠(刑)與惠(德),㠯(以)事上天"。"刑",即刑罰;"德",即恩賞。《韓非子·二柄》載:"何謂刑德?曰,殺戮之謂刑,慶賞之謂德。"刑德之失,主要指國家政令失誤。因爲政令不當,上天降下旱災以示警告,統治者只有順應天時,施行政令,才可以消弭災害。銀雀山漢簡《五令》叙述了德令、義令、惠令、威令、罰令五種王事政令,五令與自然季節相配,五令失常,以致疾病流行。

> 德令者,求諸孤幼不能自衣食者,禀(廩)氣(餼)之,以助生。毋雍=塞=川=澤=(雍塞川澤。雍塞川澤),發令者有[1901]咎,民多腸疾。[1902]
>
> 義令者,求孝弟(悌)爲□鄉里者,賞之,以助長遂。毋□兵令,禁□水代〈伐〉木者。□[1903]之,則五穀有薔(災),民多單(癉)疾。[1904]

惠令者，求行年八十者，脩（修）其牀席，問其飲食，以固守。[1905]

威令者，求不孝弟（悌）、凌暴勢（傲）悍，而罰之，以助損氣，使穀毋復。毋發₌贛₌賜₌（發贛賜。發贛賜），大[1906]風至，蚤（早）殺，馬牛遲。[1907]

罰令者，扶盜賊，開詞詐偽人而殺之，以助臧（藏）地氣，使民毋疾役（疫）。毋脩₌義₌賞₌[1908]之₌令₌（修議賞之令。修議賞之令），羊□遲。[1909]

按：由簡1901~1909可知，德令助生，義令助長，威令助損，罰令助藏。古人根據四時氣候和物候特點，歸納爲春生、夏長、秋殺（或收）、冬藏。例如，《禮記正義》卷五十八第二十九：" '天有四時，春秋冬夏，風雨霜露，無非教也'者，言天春生夏長，秋殺冬藏。"《史記·太史公自序》："夫春生夏長，秋收冬藏，此天道之大經也。"《靈樞·順氣一日分爲四時》："春生夏長，秋收冬藏，是氣之常也，人亦應之。"孔家坡漢簡《歲》簡463~464："於是令東方生，令南方長，令西方殺，令北方臧（藏），令中央兼收，是胃（謂）五時。"銀雀山漢簡《五令》屬五行令，現將四時、五行、五方、五令等的對應關係列表如表5-1。

表5-1 四時、五行、五方、五令等對應表

四時	春	夏		秋	冬
五行	木	火	土	金	水
五方	東	南	中央	西	北
五令	德	義	惠	威	罰
	生	長	兼收	收/殺/損	藏

銀雀山漢簡《五令》主要叙述統治者政令失誤（如"發令者有咎"），導致氣候（如"大風至"）、植物生長（如"五穀有災"）異常，以及民衆疾病流行（如"民多腸疾""民多瘅疾"）等。

三、時行病

現將銀雀山漢簡《五令》，孔家坡漢簡《歲》，以及《靈樞·歲露論》《禮記·月令》中涉及時令與疾病預測的內容列表如表5-2。

表5-2 諸文獻所見時令與疾病預測對照表

季節	《五令》	《歲》	《靈樞》	《禮記》
春	德令者……發令者有咎，民多腸疾	正月并居寅，以謀春事。必溫，不溫，民多疾，草木、五穀生不齊。二月發春氣於丑，是胃（謂）五（吾）已生矣。發子氣矣，必風，民多腹腸之疾，草木不實	二月丑不風，民多心腹病。三月戌不溫，民多寒熱	孟春……行秋令，則其民大疫，猋風暴雨總至，藜莠蓬蒿并興。季春……行夏令，則民多疾疫，時雨不降，山林不收
夏	義令者……則五穀有菑（災），民多單（癉）疾	四月并居卯，以受夏氣。必溫，不溫，五穀夏夭，草木不實、夏洛（落），民多戰（癉）疾	四月巳不暑，民多癉病	仲夏……行秋令，則草木零落，果實早成，民殃於疫
秋		七月并居申，以行秋氣。必寒，溫，民多疾病，五穀夭死。八月止陽氣於未，是胃（謂）吾已殺矣，止子氣。必寒，不寒，民多戰（癉）疾，禾復。九月為計於卯，蚤（早）風以於草木，溫以清，五官受令其風……其赤也，民多戰（癉）疾		孟秋……行夏令，則國多火災，寒熱不節，民多瘧疾。季秋行夏令，則其國大水，冬藏殃敗，民多鼽嚏
冬	罰令者……以助臧（藏）地氣，使民毋疾役（疫）		十月申不寒，民多暴死	仲冬……行春令，則蝗蟲為敗，水泉咸竭，民多疥癘。季冬……行春令，則胎夭多傷，國多固疾，命之曰逆

由表 5-2 可知,不同文獻所載的內容雖有差異,但仍能找到共通之處。例如,春季容易暴發腸疾,夏季容易暴發瘴疾。説明當時通過時令來預測疾病,并非憑空捏造,可能參照了現實中的疾病流行情況。

簡帛中主要以四時和十二月來預測疾病流行情況,未見以二十四節氣進行預測。《傷寒論・傷寒例》中指出:"十五日得一氣,於四時之中,一時有六氣,四六名爲二十四氣。然氣候亦有應至仍不至,或有未應至而至者,或有至而太過者,皆成病氣也。"《易緯・通卦驗》卷下詳細記載因二十四節氣"當至不至"和"未當至而至"導致人體十二經脈之虛勝,及其時行病症,詳見表 5-3:

表 5-3 《易緯・通卦驗》所載節氣、經脈及時行病症對照表

節氣	當至不至		未當至而至	
	脈虛	疾病	脈盛	疾病
冬至	足太陰	多病振寒	足太陰	多病暴逆,臚張(脹)[1],心痛
小寒	手太陰	人多病喉痹(痹)	手太陰	人多熱
大寒	足少陰	多病蹶逆,惕善驚	足少陰	人多病上氣,嗌腫
立春	足少陽	多病疫癘[2]	足少陽	人多病粟[3]疾疫
雨水	手少陽	人多病心痛	手少陽	人多病目
驚蟄	足太陽	人多疫病癘[4]	足太陰	多病癰疽,脛腫
春分	手太陽	人多病痹痛	手太陽	人多病癬疥,身癢
清明	足陽明	人多病疥虛,振寒,洞泄[5]	足陽明	人多病溫暴死

---

[1] 臚脹:《急就篇》"寒氣泄注腹臚脹",顔師古注"腹前曰臚。脹謂腹鼓脹也。一曰,臚,皮也"。今按,"臚脹"爲足太陰脾經盛,足太陰循行經過腹前,此當指腹脹。

[2] 紀昀等按:"《後漢書》注作'民瘦瘵'。"

[3] 鄭玄注:"粟,痤腫也。"

[4] 紀昀等按:"《後漢書》注作'老人多病喧'。"

[5] 紀昀等按:"《後漢書》注作'多病嚏,振寒,洞泄'。"

續　表

節氣	當至不至		未當至而至	
	脈虛	疾　病	脈盛	疾　病
穀雨	足陽明	人多病癰疽瘧,振寒,霍亂	足陽明	人多病溫,黑腫
立夏	手陽明	多病寒熱,齒齲	手陽明	多病頭腫,嗌喉痹
小滿	足太陽	人多病滿筋急痹痛[1]	足太陽	人多病衝氣腫
芒種	足太陽	多病血痹	足太陽	多蹶眩,頭痛痹[2]
夏至		口乾嗌痛	手陽	多病肩痛
小暑	足陽明	多病泄注,腹痛	足陽明	多病臚腫
大暑	手少陽	多病筋痹,胸痛	手少陽	多病脛痛,惡氣
立秋	足少陽	多病癘,少陽氣中寒	足少陽	多病咳嗽上氣,咽喉腫
處暑	手太陰	多病脹,身熱	手太陰	多病脹,身熱不汗出
白露	足太陰	人多病痤疽,泄	足太陰	多病心脹,閉,疝瘕
秋分	手少陽	多病溫,悲心痛	手少陽	多病痀(胸)脇鬲(膈)痛
寒露	足蹶陰	多病疝疼,腰痛[3]	足蹶陰	多病痛痀(胸)中熱[4]
霜降	足蹶陰	多病腰痛	足蹶陰	多病喉風腫[5]
立冬	手少陽	多病溫,心煩	手少陽	多病臂掌痛
小雪	心主脈[6]	多病肘腋痛	心主脈	人多病腹,耳痛
大雪	手心主脈	多病少氣,五疽、水腫	手心主脈	多病癰疽腫痛

　　因感受四時不正之氣得病,通常被稱爲"時行病""時令病"或"時病",《傷寒論·傷寒例》引《陰陽大論》對其發病有詳細論述:

---

[1] 紀昀等按:"《後漢書》注作'多病筋急痹痛'。'滿'字疑衍。"
[2] 紀昀等按:"《後漢書》注'頭痛'下無'痹'字,疑衍文。"
[3] 紀昀等按:"《後漢書》注作'人病疝瘕,腰痛'。"
[4] 紀昀等按:"《後漢書》注作'多病痰熱中'。"
[5] 紀昀等按:"《後漢書》注作'多病胃脇支滿'。"
[6] 心主脈:與下文"手心主脈"同,指手厥陰心包經。

春氣溫和,夏氣暑熱,秋氣清涼,冬氣冰列(冽),此則四時正氣之序也……凡時行者,春時應暖而反大寒,夏時應熱而反大涼,秋時應涼而反大熱,冬時應寒而反大溫。此非其時而有其氣,是以一歲之中,長幼之病多相似者,此則時行之氣也。夫欲候知四時正氣爲病,及時行疫氣之法,皆當按斗曆占之。

古代以北斗七星斗柄所指方位確定季節,如《鶡冠子·環流》載:"斗柄東指,天下皆春;斗柄南指,天下皆夏;斗柄西指,天下皆秋;斗柄北指,天下皆冬。"我國古代曆法屬陰陽合曆,以太陽和月亮兩者的運動同時考慮作爲曆法天文依據,因此天文觀測與曆法制定密切相關,故名"斗曆"。四時氣候異常,導致疾病流行,出現"長幼之病多相似",這是感染相同的邪氣導致時行病,今又稱流行病。若流行病傳播性強,致死率高,往往稱爲瘟疫,又名癘、溫癘、疫癘等。如《素問·六元正紀大論》云"溫厲(癘)大行,遠近咸若""厲(癘)大至,民善暴死"。又如,《諸病源候論》卷十《疫癘病候》載:"其病與時氣、溫、熱等病相類,皆由一歲之内,節氣不和,寒暑乖候,或有暴風疾雨,霧露不散,則民多疾疫,病無長少,率皆相似,如有鬼厲之氣,故云疫癘病。"

第二節 候 歲

古人常在特定的時日通過占測風、雨等天氣狀況來預測年景、水旱、疾疫等。例如,《史記·天官書》記載"漢魏鮮集臘明正月旦決八風"[1],通過觀察八方之風以候歲。出土簡帛《日書》類文獻中有不少候歲内容,其中也涉及疾病流行的預測,例如放馬灘簡《日書》

---

[1]《史記·天官書》:"風從南方來,大旱;西南,小旱;西方,有兵;西北,戎菽爲,小雨,趣兵;北方,爲中歲;東北,爲上歲;東方,大水;東南,民有疾疫,歲惡。"

乙種：

> 正月甲乙雨，禾不享，〔邦〕有木攻（功）。丙丁雨，大旱，鬼神北行，多疾。戊己雨，大有年，邦有土攻（功）。庚辛雨，有年，大作邦₁₅₄中。壬癸雨，大水，禾粟□起，民多疾。₁₅₈

結合放馬灘簡《日書》乙種簡180壹至簡189壹所載的十天干的五行屬性（詳見第六章第二節表6-3），可以推出：甲乙屬木，故有木功；丙丁屬火，故大旱；戊己屬土，故有土功；壬癸屬水，故大水。

又如，睡虎地秦簡《日書》乙種和孔家坡漢簡《日書》中也有涉及疾病流行的預測：

> 1）凡戊子風，有興。雨陰，有疾。興在外，風，軍歸。₁₁₉（睡虎地秦簡）
>
> 2）□□至三日有陰，君子死，民多疾。三日晏暑，國安，五穀皆孰（熟）。₄₀₅（孔家坡漢簡）
>
> 3）□有 歲 而爲，從東方來，禾大孰（熟）。從東南來，民多疾。₄₂₁（孔家坡漢簡）
>
> 4）巳朔，蓋（協）□司歲，民 有 疾 ，年□春□食，有兵。₄₃₂壹（孔家坡漢簡）
>
> 5）庚辛朔，白啻（帝）主歲，風柏（伯）行没。白禾爲上，赤₄₃₃貳中，黃下，兵不起，民多疾。₄₃₄（孔家坡漢簡）
>
> 6）壬癸朔，剡（炎）啻（帝）主歲，群巫没。赤黑禾爲上，₄₃₅貳白中，黃下，禾不孰（熟），水不大出，民少疾。事群巫。₄₃₆（孔家坡漢簡）
>
> 7）三以巳朔歲大爲，女子有疾。₄₄₅貳（孔家坡漢簡）

按：例1）和例2）是通過特定日期的天氣占測兵事、疾病、年景、國事，例1）是干支日，例2）上有缺文，當指某月三日。"雨"指雨天，"陰"指陰天。"君子"與"民"對舉，此指統治者和百姓。例3）上有缺文，簡文"從東方來""從東南來"似指風向。例4)屬"司歲"篇,根據上下文例"巳朔"即正月巳朔,是指正月朔日的地支爲巳日,"蓋(協)□"是太歲紀年法中的"協洽"[1]。劉樂賢認爲"司歲"篇的占測過程,既與歲星的位置無關,也與太歲的移徙無關,其占測依據是時間(朔日地支),與之相配的"攝提""單閼""執徐"等歲名,其作用與"神煞"相類。[2] 例5)和例6)屬"主歲"篇,該篇將十天干分成五組,五色帝主歲以預測年景、兵事、疾病等。例7)是朔日的天干爲己的占辭。

《靈樞·歲露論》中少師也提出候歲以預測民衆發病率和死亡率,方法是觀測正月朔日的風雨寒溫,還在不同時段占測風向:

  正月朔日太一居天留之宫,其日西北風,不雨,人多死矣。正月朔日,平旦北風,春,民多死。正月朔日,平旦北風行,民病多者,十有三也。正月朔日,日中北風,夏,民多死。正月朔日,夕時北風,秋,民多死。終日北風,大病,死者十有六。正月朔日,風從南方來,命曰旱鄉;從西方來,命曰白骨,將國有殃,人多死亡。正月朔日,風從東方來,發屋,揚沙石,國有大災也。正月朔日,風從東南方行,春,有死亡。正月朔,天利溫,不風,糴賤,民不病;天寒而風,糴貴,民多病。此所謂候歲之風,殘傷人者也。

按:"太一",又作"太乙",神煞名。《易緯·乾鑿度》:"太一取其數以行九宫。"鄭玄注:"太一,北辰神名也。"太一行九宫在

---

[1] 歲星(即木星)自西向東運行一周約需十二年。古人把黄道附近一周天的十二等分,按照北斗星斗柄旋轉方向自東向西配以十二地支,稱爲"十二辰",這與歲星的運行方向正好相反。再加上歲星實際運行軌道并不規則,速度也不均匀,運行一周也并非正好十二年。爲此古人便設想出一個假歲星叫做太歲,讓它與真歲星背道而馳,這樣就和十二辰方向順序一致,運行軌道也規則,速度也均匀。古人用太歲紀年,還取了一套專名,例如《爾雅·釋天》載:"太歲在寅曰攝提格,在卯曰單閼,在辰曰執徐,在巳曰大荒落,在午曰敦牂,在未曰協洽,在申曰涒灘,在酉曰作噩,在戌曰閹茂,在亥曰大淵獻,在子曰困敦,在丑曰赤奮若。"

[2] 劉樂賢:《孔家坡漢簡〈日書〉"司歲"篇初探》,載劉樂賢著《戰國秦漢簡帛叢考》,文物出版社,2010,第106-112頁。

《靈樞·九宫八風》也有記載，分爲大小周期兩種。大周期以四分四立爲節點，每45日或46日遷徙一宫。小周期則每日遷徙一宫。上文"正月朔日太一居天留之宫"，似指大周期。《靈樞·九宫八風》載其大周期爲："太一常以冬至之日，居叶蟄之宫四十六日，明日居天留四十六日……"冬至爲二十四節氣之一，根據太陽周期設定，冬至是十一月中氣，其所在月份是固定的，但是具體日期并不固定。"正月朔日"根據月亮周期設定，月份和日期皆固定，即正月初一。因此，冬至和正月朔日相差的日期并不固定，"正月朔日太一居天留之宫"當指大多數的情况。正月朔日刮西北風，且不下雨，民衆死亡率高。"平旦""日中""夕時"皆爲時段名，不同時段刮北風，分别對應春季、夏季、秋季民衆死亡率高。"終日"，即一整天。一整天刮北風，將有大規模的疾病流行，死亡率高達十分之六。南風名爲"旱鄉"，西風名爲"白骨"。正月朔日刮西風或東風，國家有災難。刮東南方，春季有死亡。"天利温"，即天氣温和。《廣雅·釋詁三》："利，和也。""糴賤""糴貴"，指糧食買賣的價格高低，這與當年農業收成關係密切。孔家坡漢簡有以候風之術占測穀物貴賤的專篇，整理者擬名爲"糴"。"峻"，疑爲"賤"字，"賊"之誤字，敦煌文獻中"賊""賤"二字常訛混。古人稱四時不正之氣爲賊風。

第三節　風　占

風雨是自然現象，與生産生活密切相關，在殷商時期就開始對其進行占測，甲骨文中就有諸多例子，如"貞：今丙辰其雨"(《甲骨文合集》14410)，"乙卯卜，翌丁巳其大風"(《甲骨文合集》21012)，"辛未卜，王貞：今辛未大風不隹囚"(《甲骨文合集》21019)等[1]。

---

[1] 胡厚宣：《甲骨文合集釋文》，中國社會科學出版社，1999。

在各種候歲方法之中，風占與疾病預測的關係尤爲密切。中醫學認爲風是重要的致病因素，《素問》有"風論"專篇，指出"風者百病之長"。天回老官山漢簡《脈書·下經》中也有類似內容，簡一："凡風者，百病之長也，唯（雖）已變化爲它病，猶（猶）有風氣之作也。"古人觀察到自然界千變萬化的風與人體發病有着千絲萬縷的聯繫，通過風占可以預測疾病。這在出土簡帛和傳世典籍中都有許多相關的記載。

一、八風

古人將来自八方（四正四隅）的風稱爲八風，許多學者指出八風是從殷商時期的四方風（東方、南方、西方、北方）發展而來[1]。後天八卦講流行，周期循環，從四時的推移，春生、夏長、秋收、冬藏，構成順時針方向運轉的後天八卦圖（圖5-1）。八方對應八卦，風占術中也常常出現八卦名，如敦煌漢簡1179：

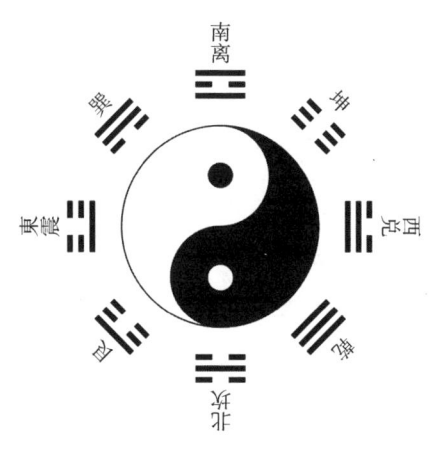

圖5-1　後天八卦圖

　　東北來，則逆根（艮），傷生，民多疾病；風從東方來，則逆震，五穀傷於震；風從東☐

按：此簡上端較爲平整，下端殘斷，從現存内容來看屬風占術，涉及八方來風，簡文僅有"東北"和"東方"。"根"，讀爲"艮"，即艮卦，在後天卦位居東北方。由文例推測，該內容不應只有一枚簡，前後皆

[1]　可参看胡厚宣《甲骨文四方風名考證》（收入其所著《甲骨學商史論叢初集（外一種）》，河北教育出版社，2002，第265-276頁），李學勤《商代的四風與四時》（《中州學刊》1985年第5期，第99-101頁）等。

有脱简。上端"東北來"可補作"風從東北來",下端"風從東"可補作"風從東南來,則逆巽"。肖從禮認爲簡文中的"逆"與數術中的"衝""衝對"應該是相近用法[1]。風從東北向西南吹,與位居東北方的艮卦對衝,占測結果爲傷害生命,民衆多疾病。風從東方向南方吹,與位居東方的震卦對衝,占測結果爲五穀不長。中醫學稱從對衝方向來的風爲"虛風""賊風",并認爲其對人體有害。《靈樞·九宫八風》云:"風從其所居之鄉來爲實風,主生,長養萬物。從其衝後來爲虛風,傷人者也,主殺主害者。"楊上善注:"賊風者,風從衝上所勝處來,賊邪風也。"

銀雀山漢簡 1964~1974 和多部傳世典籍都有關於八風的記載,八風名稱存在多個系統[2]。八風雖屬空間概念,但也與時間概念中的八節相對應。八節是二十四節氣中八個主要節氣,即立春、春分、立夏、夏至、立秋、秋分、立冬、冬至。二十四節氣實際上是八節進一步細分。古人認爲"風"也是"氣"的表現形式之一。《吕氏春秋·季夏紀·音律》云:"天地之氣,合而生風。"《素問·陰陽類論》載:"臨觀八極,正八風之氣。"《史記·律書》索隱:"八謂八節之氣,以應八方之風。"八方之風可以視作八節之氣。古人認爲人"處天地之和",要順"從八風之理",否則"八風發邪,以爲經風,觸五藏,邪氣發病"。

八節前後可以根據八風判斷邪氣和病候,如《素問·八正神明論》載:"八正者,所以候八風之虛邪,以時至者也。"王冰注:"八正,謂八節之正氣也……虛邪,謂乘人之虛而爲病者也。以時至,謂天應太一移居,以八節之前後,風朝中宫而至者也。""中宫"爲九宫之中央,以中宫爲立足點,朝向八方,來占測吉凶,如《靈樞·九宫八風》云:

---

[1] 肖從禮:《由敦煌漢簡中的候風簡談八卦與八風相配諸問題》,《簡牘學研究》第五輯,甘肅人民出版社,2014,第 233 頁。

[2] 八風名的考證可參看孫基然《〈靈樞〉九宫八風名及相關問題研究》(《"中央"研究院歷史語言研究所集刊》第八十五本第一分,2014,第 1-40 頁)一文的第二章節"八風名考辨",本書不復贅述。

"太一入徙立於中宮,乃朝八風,以占吉凶。"《乙巳占·八方暴風占》和《靈樞·九宮八風》都載有以八風占測疾病的內容,如表5-4。

表5-4 《乙巳占》《靈樞》所見八風與疾病等內容對照表

八方	八節	八卦	《乙巳占·八方暴風占》			《靈樞·九宮八風》			
			八風名	疾病流行	小字注	八風名	內舍	外在	(病)氣
東北	立春	艮	條風/焱風	令人疾泄,變易形容	冬春之交,萬物變改	凶風	大腸	兩脅腋骨下及肢節	
東	春分	震	明庶風/沇風	令人病變節,四肢不可動搖	雷始起動,木始盛故也	嬰兒風	肝	筋紐	身濕
東南	立夏	巽	清明風/景風	民多泄痢,乳婦暴病死喪		弱風	胃	肌肉	體重
南	夏至	離	景風/臣風	令人身暴熱,生瘡,目盲	離爲火,目爲熱盲也	大弱風	心	脈	熱
西南	立秋	坤	涼風/諫風/陣風	令人食不入口,病腰脊肩背股膝皆腫	陽氣衰,故日月無光,木爲老,故患也	謀風	脾	肌	弱
西	秋分	兌	閶闔風/飄風	令人患瘡癬瘡	兌爲毀折,故日月食而生惡瘡	剛風	肺	皮膚	燥
西北	立冬	乾	不周風	人多疽疾,人流亡疾疫,多死喪……令人病疥癘,生惡瘡	乾當室壁,故主疾疫	折風	小腸	手太陽脈	
北	冬至	坎	廣莫風	令人病濕飲帶下,難以起居	北方坎……水濕帶下,下部濕	大剛風	腎	骨與肩背之膂筋	寒

由表5-4可知,不同方向的風侵犯人體,所出現的具體病症各異。古人認爲風是外邪致病的先導,寒、濕、燥、熱等外邪常依附於風

而侵犯人體。《乙巳占·八方暴風占》主要是依據後天八卦、五行以及八節的時令特點等進行疾病占卜。例如，南方景風對應夏至和離卦，五行屬火，人容易生熱證。《周易·說卦》載有八卦對應的身體部位，其中"離爲目"，故"目盲"。又如，北方廣莫風對應冬至和坎卦，五行屬水，人容易得水濕病。又如，東北條風對應立春，冬春之交，氣溫乍暖還寒，如果不注意保暖，再加上木克土，肝氣犯胃，脾失健運，容易導致腹瀉。

雖然《靈樞·九宮八風》的文字未提及八卦，但篇首圖（圖5-2）則標有後天八卦的卦名。八風占測疾病的方法主要依據五行、八卦等，尤其是其中的五風與藏象學說密切相關。例如，東、南、西、北四方，對應木、火、金、水四行，對應內在肝、心、肺、腎四臟，對應外在筋、脈、皮、骨四體。又如，西南屬坤卦，坤屬土，故對應脾，在體合肉。

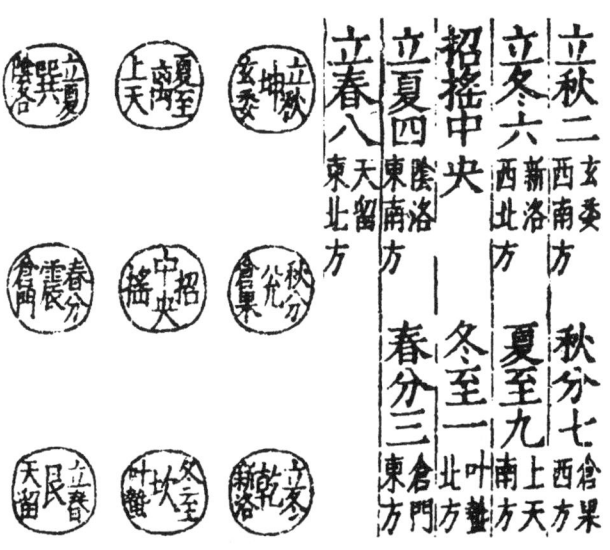

圖5-2 《靈樞·九宮八風》篇首圖

天回老官山漢簡《逆順五色脈藏驗精神》簡三八載"勝,應八風之變,骨肉之生,筋脈之分,血氣之俞,故石之所宜□"。所謂"應八風之變"當指人體感受八方之風導致相應的病變。《逆順五色脈藏驗精神》有一些散簡,殘斷較甚,其中有八風之病,惜僅剩五風,且內容多不完整,具體簡文如下。

1) 西北風之風,惡風□□ 四六

2) 東風之風,惡風,見風頭痛,煩心□ 四七

3) 南風之風,不惡風,見風 體 (體) 恙 (癢),色赤而孱 (屏),煩心,不耆 (嗜) 食□ 四八 善信 (伸)。孱 (屏) 者,幾也。 四九

4) 東南風之風,惡風,見風身熱,頭痛,少氣,而汗出不已 □ 五一

5) 東北風之風,惡風,身熱,多汗,不煩心,而身 臑 節痛,汗出則□ 五三

按:例5)"身臑",或指身軟無力,或指身熱。《廣韻・虞韻》:"臑,嫩耎皃。"《集韻・緩韻》:"臑,體燠也。"上文已有"身熱",似以前者義長。從目前現存五例簡文來看,《逆順五色脈藏驗精神》中八風病候與八卦無關,有些症狀如"惡風""煩心""頭痛""身熱"等不具備特異性,見於多種風病。少數症狀如南風之"色赤"和"體癢",與五行五藏有所關聯,南方對應赤色和心,《素問・至真要大論》謂"諸痛癢瘡,皆屬於心"。

此外,《諸病源候論》卷二《惡風鬚眉墮落候》云:"八方之風,皆能爲邪。邪客於經絡,久而不去,與血氣相干,則使榮衛不和,淫邪散溢,故面色敗,皮膚傷,鼻柱壞,鬚眉落。"從症狀來看,"惡風鬚眉墮落候"當指麻風病。該篇主要列舉了八方之風導致的麻風病候,先將八方與後天八卦對應,再列八風之別名和病候特點,最後預測出現"眉睫(或髮)墮落"症狀的時間。

二、四風與五風

天回老官山漢簡載有多種風病,除了《逆順五色脈藏驗精神》的八方風之外,《脈書·下經》有四方風、土風、臟腑風等,《灸理》有五體風。八方風已在上一節談及,現對《脈書·下經》中的四方風加以分析:

1) 東風,面荷(胕)體(體)穜(腫),毆(嘔),因類 [且](疽),不可起也。強起坐之,汗出,有閒而善。₋五

按:"東風",當指東風之病。胡家草場漢簡有一枚醫方簡就是治療此病:"東風之病,小符(胕),大病大符(胕),面赤而熱,治以杏霙(核)中人(仁)……"[1]例1)"面荷體腫"爲并列短語,"荷"與"腫"義近,"荷"當讀爲"胕"。《山海經·西山經》:"有草焉,其名曰黃雚……浴之已疥,又可以已胕。"郭璞注:"治胕腫也,音符。"《太素》卷十一《氣穴》:"腎者胃之關閉,關閉不利,故聚水而從其類。上下溢於皮膚,故爲胕腫。""胕",胕腫,即今之浮腫。東風之病,以浮腫爲主要特點,"小胕"指浮腫較輕,"大病大胕"即病重則浮腫嚴重。例1)"因類疽,不可起",意謂與疽病相似,身體不能坐起、站立,只能臥躺。天回老官山漢簡《脈書·下經》多以疽病類比痹病,如著痹類骨疽,痛痹類肌疽等,還談到風、痹、疽三者關係,簡六:"凡久風産痹₌(痹,痹)之卒發者,不必産於風。淫氣箸(著)痹産且₌(疽,疽)之卒發者,不必産於痹。"由此推測,東風之病疑有肢節拘攣疼痛。例1)"強起坐之",指勉強坐起。強忍劇痛坐起,易導致汗出。這是因爲人體在受到劇烈疼痛刺激時,産生保護性神經反射,交感神經興奮,表現爲出汗。

---

[1] 此簡釋文由筆者根據圖版釋讀、標點。圖版參見2020年1月13日荆州博物館李志芳先生在"文博中國"微信公衆號發表的《十大考古候選項目|湖北荆州胡家草場西漢墓地發現大量秦漢簡牘》一文。因圖版不甚清晰,"符"字或作"荷"。

"汗出,有間而善",即汗出後不久疾病好轉。

2)南風,憤=(憤憤)類張(脹)而上氣,善於喘讙(謹)。至其畜病也,棄水瀝=(瀝瀝),汔(訖),其汗如繭,者(嗜)土,其心讙=(讙讙)不衆=(衆,衆)人皆曰惡。六

按:"憤憤",鬱結於心,煩悶不舒。《說文·心部》:"憤,懑也。""類脹",指南風病候與脹病相似。天回老官山漢簡《脈書·上經》簡一一三記載:"膚倀(脹),尻股脛足皆穜(腫),上氣而喘……""喘謹",與西風病候"喘呼詢謹"同,皆指氣喘有聲。《廣雅·釋詁二》:"謹,鳴也。"南風病候與《諸病源候論》中的"肺脹"更接近,如卷十三《上氣鳴息候》載:"邪乘於肺則肺脹,脹則肺管不利,不利則氣道澀,故氣上喘逆,鳴息不通。"《天回醫簡》整理者指出"畜"同"蓄",亦作"稸","畜病"指久積之病。此說可從。"棄水瀝瀝",指小便不利,點滴而下。《說文·水部》:"瀝……水下滴瀝。""汔",完畢。整理者認爲"汗出如繭",猶"汗出綿綿"。其說可從。意謂汗量雖不大,但連續不斷。"嗜土",即好食土,《備急千金要方》卷五第九載有"治小兒食土方",此爲食土症,現代醫學稱作異食癖。"讙讙",疑指獨樂貌。《詩·大雅·板》"老夫灌灌",《毛傳》:"灌灌,猶款款也。"《太玄·樂》:"獨樂款款,淫其內也。"晋范望注:"款款,獨樂貌。"第一個"衆",疑讀爲"終"。馬王堆帛書《老子》甲本《道篇》:"是以君子眾(終)日行,不離(離)其甾(輜)重。""眾",乙本作"冬",通行本作"終"。《儀禮·士相見禮》:"眾皆若是。"鄭玄注:"今文'眾'爲'終'。""其心讙讙不衆(終),衆人皆曰惡",疑指異食癖者食土後內心感到快樂不已,大家則感到厭惡或者惡心。

3)西風,經風,嗌鼻乾,數吹,泣出。八
4)西風,朝禺(遇)者,喘呼詢(詢)讙(謹)而煩心。九
5)西風,晝禺(遇)者,其膿(體)熱而瀘於汗。一〇
6)西風,莫(暮)禺(遇)者,瀘於汗,莫(暮)病少氣而喘。一一

7）西風，□□□也，善悲不樂，善 畏 而惡聲音，疑於病狐，忘（妄）詈不別親 疏 。一二

按：例3）"經風"疑指一般情況下感受西風之邪氣，例4）至例6）爲一日"朝""晝""暮"三個不同的時段感受西風之邪氣。例3）"數吹"，似指呼吸急促。《爾雅·釋草》："莽，數節。"郭璞注："竹類也。節間促。"《説文·欠部》："吹，出氣也。"陸德明《釋文》："數，猶促也。"例3）"泣出"，即迎風流涙。例5）和例6）"瀝於汗"，指汗出淋瀝。《廣韻·屋韻》："瀝，瀝也。"例6）"少氣"，指呼吸微弱短促。《諸病源候論》卷十三《少氣候》載："肺主於氣而通呼吸，藏氣不足，則呼吸微弱而少氣。"例3）至例6）西風病候主要表現爲肺衛症狀，而例7）所列舉的大多是精神情志方面的症狀。例7）"善畏而惡聲音"，易害怕恐懼，討厭聽到聲音。"病狐"，《脈書·下經》簡八九載"狐，狀 隱 ，徒少腹痛"，簡九○至簡一○一則載有各種類型的狐病，《天回醫簡》整理者歸納狐病症見體腔内有物突出，時隱時現，伴少腹、陰筋疼痛，小便不利等。狐病的特點是腫塊時隱時現，狐性狡猾多疑。"疑於病狐"，即懷疑患有狐病，此指多疑，不見得患有狐病。"妄"，胡亂。"妄詈不別親疏"，意謂胡亂責罵，不管親近或疏遠的人。

8）北風，始發也，體（體）莫（暮） 大 痛，羸裎，不能自收也。至其畜病，煩，其視脩然，其汗如 墨 ，至不能欬，上氣。一三

按："體暮大痛"，指傍晚時候身體疼痛嚴重。《天回醫簡》整理者注："羸裎不能自收，猶言身體羸弱無力。"在北風之病初始階段，身體就已經羸弱無力，於理不通。整理者後又指出另一種説法，"羸"讀爲"臝"，同"裸"。"臝裎"，指袒衣露體。其説可從。因身體疼痛不能著衣，故裸露身體。"不能自收"，指因肢體疼痛，無法自我控制、約束。整理者將"脩"讀爲"儵"，與《楚辭·遠游》"儵忽"相聯繫，釋作目眩。此説較爲迂曲。"脩"，疑爲"脩（瞀）"字。《説文·目部》："瞀，眩也。从目，敄聲。昍，脩或从丩。"段注："唐人小説，術士相裝

夫人,目瞚而緩,主淫。俗誤脩長之脩。"《説文·目部》:"眣,目不正也。"徐鍇《繫傳》:"其視散若有所失也。""其視脩(瞚)然",疑指視物模糊,眼睛無法正常聚焦。"其汗如墨",指汗液如同墨汁,類似現代醫學的色汗症。"至",甚也,疑指疾病進一步加重。"不能欬",即欲欬不能欬。《諸病源候論》卷八《傷寒肺痿候》載:"虛邪中於肺,肺萎之病也,欲咳而不能,唾濁涎沫。"胡家草場漢簡有一枚"北風之風"醫方簡,病候與例8)有些相似,"小侲(脹)而氣上,唾血而星(腥)"[1],似指肺脹較輕,表現爲肺氣上逆,咳唾血且帶有腥氣。

天回老官山漢簡《脈書·下經》中的四方風似自成體系,與其他文獻雖無直接的源流關係,但也有一些共同點,如頭面、肢體水腫是東風病候之一,與《靈樞·九宮八風》"風從東方來……其氣主爲身濕"相符。西風有五例簡文,西方與肺同屬五行金,其病候與肺密切相關。如例3)"數吹"、例4)"喘呼"、例6)"少氣而喘"等皆是肺部症狀。又如例3)"嗌鼻乾","嗌"即咽喉,爲肺之門户,鼻則爲肺之竅。例5)和例6)"瀧於汗",因肺主皮毛,汗液的排泄與肺氣宣發有着密切關係。例7)"善悲不樂",《素問·玉機真藏論》謂"悲則肺氣乘"。然而,四方風病屬外感病,肺爲嬌臟,最易受邪,像上氣、喘呼等肺部症狀,不僅見於西風,還見於南風和北風。此外,東風之病汗出後好轉,從中可以看出四方風多表現爲外感病的特點。

四方風是針對空間而言,另有以時間劃分的四時風,如《醫心方》卷三第一引《小品方》云:"四時風總名,春九十日清風,夏九十日湯風,秋九十日涼風,冬九十日寒風。""清風",即冷風。《素問·五藏生成論》"足清",王冰注:"清,亦冷也。""湯風",即熱風。《説文·水部》:"湯,熱水也。"四時風的名稱與氣溫相關,除春季清風外,其他三

---

[1] 此簡釋文由筆者根據圖版釋讀、標點。圖版參見2020年1月13日荆州博物館李志芳先生在"文博中國"微信公衆號發表的《十大考古候選項目|湖北荆州胡家草場西漢墓地發現大量秦漢簡牘》一文。

季皆與當季氣候相符。四時風各九十日，共計三百六十日，與之所謂"風者，四時五行之氣也，分布八方，順十二月，終三百六十日"（《醫心方》卷三第一引《小品方》）相符合。值得一提的是，《淮南子·天文訓》所載八風各四十五日，總日數也是三百六十日。

《素問·金匱真言論》則將時空合一，四方與四時相配，還聯繫五臟及其俞穴所處部位：

> 東風生於春，病在肝，俞在頸項。南風生於夏，病在心，俞在胸脇。西風生於秋，病在肺，俞在肩背。北風生於冬，病在腎，俞在腰股。中央爲土，病在脾，俞在脊。

在東南西北的基礎上，增加中央土，是爲了與五臟相對應。中央土只強調"病在脾"，沒有關於風及其生於何時的論述。上文談到九宮八風時，中央之中宮也只是立足點，風則來自八方。天回老官山漢簡《脈書·下經》另有四例"土風"病候，疑與中央土相關，具體簡文如下：

> 土風，密室而處，惡人聞音。二九
> 土風以春氣禺（遇）者，其發也，膿（體）重，腸厚，胃約。三〇
> 土風以秋禺（遇）者，膿（體）熱，張（脹）而上氣，衆人疑之膚張（脹）。三一
> 土風所産，熒＝（熒熒）鳴耳，血氣不陽，膿（體）如重任，類瘕疾。三二

按：由"以春氣遇者""以秋遇者"可知，土風發病沒有固定的季節。土風病候也表現出脾病特點，如脾主運化，一是運化水穀，對飲食的消化和吸收實際上是在胃腸中進行的，但是依賴脾的運化功能，脾病則"腸厚，胃約"。二是運化水濕，對水液的吸收、轉輸和布散，也是脾主運化的一個組成部分，脾病則"體重""體如重任"。

傳世醫籍中，無"土風"一説。《小品方》在四時的基礎上增加"仲

夏",四時變成五時,與十天干、五臟、五色一起納入五行學説的框架之中。因"仲夏"仍爲夏季,故風名與夏季南方"湯風"同。如《醫心方》卷三第一引《小品方》云:

> 春甲乙木,東方清風,傷之者爲肝風,入頭頸肝愈(俞)中。爲病多汗,惡風,喜怒,兩脇痛,惡血在内,飲食不下,支節時腫,顔色蒼,泄,嗌乾,仇(鼽)衄。
>
> 夏丙丁火,南方湯風,傷之者爲心風,入胸脇府藏心俞中。爲病多汗,惡風,憔悴,喜悲,顔色赤,洞泄清穀。
>
> 仲夏戊己土,同南方陽〈湯〉風,傷之者爲脾風,入背脊脾俞中。爲病多汗,惡風,肌肉痛,身體怠惰,四支不欲動,不嗜食,顔色黄,憙因人虚實之變。陽氣有餘,陰氣不足者,則内外生熱。在中者,令人喜飢。若陽氣不足,陰氣有餘者,則内如有寒從中出,腸鳴而痛。
>
> 秋庚辛金,西方凉風,傷之者爲肺風,入肩背肺俞中。爲病多汗,惡風,寒熱,欬動肩背,顔色白,霈然病瘧,晝差夕甚。
>
> 冬壬癸水,北方寒風,傷之者爲腎風,入腰股四支腎俞中。爲病多汗,惡風,腰脊骨肩背頸項痛,不能久立,便出曲難不利,陰痹,按之不得,小便腹脹,面龐然有澤,腫,時眩,顔色黑,令人厥。

邪風損傷人體,導致病變後,又轉化五臟風——肝風、心風、肺風、腎風、脾風。《素問・金匱真言論》載:"八風發邪,以爲經風,觸五藏,邪氣發病。"王冰注:"原其所起,則謂八風發邪,經脈受之,則循經而觸於五藏,以邪干正,故發病也。""多汗,惡風"爲五臟風的共同病候,但是五臟風病候又有其獨特性,例如"喜怒,兩脇痛"爲肝病的特點,"肌肉痛,身體怠惰,四支不欲動,不嗜食"爲脾病的特點。天回老官山漢簡《脈書・下經》和《素問・風論》也載有"心風""胃風""脾風""肺風""肝風"等臟腑風病候。此外,在五行理論中,五體與五臟也有對應關係,如《靈樞·五色》云:"肝合筋,心合脈,肺合脾〈皮〉,脾合肉,腎合骨也。"天回老官山漢簡《友理》另有"五風",分別是骨風、筋風、肉風、肌風、脈風。

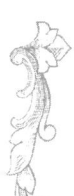

第六章
病日干支與疾病預測

古人常以天干地支來記錄時間,甲骨文中的干支主要用以紀日。可見,干支紀日從商代就已開始,但其順序到春秋時期有無間斷或錯亂過,尚待考證。從春秋魯隱公三年(前720)二月己巳日起至今從未間斷和錯亂。出土《日書》類文獻中有不少篇章以干支紀日。例如,孔家坡漢簡《日書》簡305叁至306叁載:"辛亥、辛卯、壬午不可以寧人及問疾,人必反代之。"嶽山秦牘也有相似的內容,如"□以辛亥、卯,壬午【問病者】""寅、卯不可問病者,問【之】必病"。古人認爲在辛亥、辛卯、壬午,或者地支爲寅、卯的日子,慰問、探望病者,會導致慰問者患病。出土《日書》類文獻中,通過干支對疾病進行預測,更多的是根據干支的陰陽五行屬性。

第一節 陰 陽

古人根據干支陰陽屬性分爲"陽日"(或稱"男日""牡日""剛日")和"陰日"(或稱"女日""牝日""柔日")。對此進行劃分,主要是用於預測是否發病和疾病轉歸,以及選擇葬日和婚嫁日等。例如放馬灘簡《日書》:

1)凡甲、丙、戊、庚、壬、子、寅、〖卯、戌〗、巳、酉,是胃(謂)岡(剛)日、陽〖日〗、牡日殹,女子之吉日殹。乙113壹 凡乙、丁、己、辛、癸、丑、辰、午、未、申、亥,是胃(謂)柔日、陰日、牝日殹,男子之吉日殹。乙114壹

2) 男日〖子〗、卯、寅、巳、酉、戌。女日午、未、申、丑、亥、辰。_{甲1貳}以女日病，以女日瘳，必女日復之。以女日_{甲2貳}死，以女日葬，必復之。男日亦如是。_{甲3貳}謂岡（剛）〖桼〗（柔）之日。_{甲4貳}

按："剛柔"，指陰陽。《周易·繫辭下》："剛柔相推，變在其中矣。"孔穎達疏："剛柔即陰陽也。"例1）天干的陰陽劃分是根據十天干的順序一陰一陽更替，而地支的陰陽劃分似乎無規律可循。睡虎地秦簡和放馬灘簡的《日書》中有不少篇章涉及地支日陰陽劃分，只是名稱和對應的地支略有不同，具體列表如表6-1。

表6-1 睡虎地秦簡和放馬灘簡《日書》各篇中
地支的陰陽屬性對照表[1]

簡牘篇名	陽/男/牡/剛日	陰/女/牝/柔日
睡虎地《日書》甲種"葬日"	子　卯巳酉戌	丑辰午未申亥
睡虎地《日書》甲種"取妻出女"	子寅卯巳酉戌	丑辰午未申亥
睡虎地《日書》乙種"人日"	子寅卯　酉	丑　午未申亥
睡虎地《日書》乙種"男子日"	子寅卯巳酉戌	丑辰午未申亥
放馬灘《日書》甲種"剛柔日"	寅卯巳酉戌	丑辰午未申亥
放馬灘《日書》乙種"牝牡月日"	子寅卯巳酉戌	丑辰午未申亥
放馬灘《日書》乙種"剛柔日（一）"	子寅卯巳酉戌	丑辰午未申亥
放馬灘《日書》乙種"剛柔日（二）"	子寅　巳酉	丑辰午未申亥

由表6-1可知，出土《日書》中對十二地支的陰陽劃分基本是一致的：子、寅、卯、巳、酉、戌屬陽，丑、辰、午、未、申、亥屬陰。只是有些篇章有缺一兩個地支。例1）認爲陽日對女子是吉日，陰日對男子是吉日。睡虎地秦簡《日書》乙種簡108和放馬灘簡《日書》乙種簡91A+93B+92與例2）內容相近。主要是講在女日得病，又在女日病

---

[1] 有些篇的地支有脱文，整理者根據其他篇補出脱文用"〖〗"符號表示，表6-1則不列脱文。

愈,必然會在女日復發;在男日得病,又在男日病愈,必然會在男日復發。這似乎是指女日得病要在男日病愈,男日得病要在女日病愈,這樣陰陽相合才不會復發。這與《黃帝蝦蟇經·擇五神所舍時避灸判〈刺〉法》記載相似:"屬陽之類,可以治女;屬陰之類,可以治男。甲、丙、戊、庚、壬皆陽日也;乙、丁、辛、己皆陰日也。"《黃帝蝦蟇經》陰日天干缺"癸"。《醫心方》卷二第七引《蝦蟆經》云:"凡陽日可治男,陰日可治女。甲、丙、戊、庚、壬,皆陽日也;乙、丁、己、辛、癸,皆陰日也。"《醫心方》卷二所引《蝦蟆經》十天干俱全,但是關於陽日和陰日對男女治病之吉凶,則與《黃帝蝦蟇經》相反。

例2)還提到葬日之吉凶,認爲在女日去世,又在女日下葬,肯定會重喪,男子日也是同樣的情況。古人非常重視喪葬日的選擇,《論衡·譏日》載:"《葬歷》曰'葬避九空、地臽,及日之剛柔,月之奇耦'。日吉無害,剛柔相得,奇耦相應,乃爲吉良。不合此歷,轉爲凶惡。"

孔家坡漢簡《日書》"死"篇有兩種以疾病日的干支來占測疾病預後的方法。前一種疾病占測是以十二地支紀日,在特定日數後疾病好轉,最後列有祟源,例如,孔家坡漢簡 352 壹:"子有疾,四日小汗(閒),七日大汗(閒)。其祟[1]天土。"該篇後五枚簡上部殘斷,缺了從未到亥的條文,現將内容較爲完整條文轉換成表格形式:

表6-2 孔家坡漢簡《日書》"死"篇疾病預測表

有疾	小閒	大閒	祟 源
子	四日	七日	天土
丑	三日	九日	三土君
寅	四日	五日	北君冣主
卯	三日	九日	三公主

---

[1] 祟:原作"桼",讀爲"患",今從陳劍改釋(陳劍:《孔家坡漢簡的"祟"字》,復旦大學出土文獻與古文字研究中心網站,2011年11月8日)。下文孔家坡漢簡《日書》"有疾"篇中的"兵祟""水祟"與之同。

續　表

有疾	小閒	大閒	祟　源
辰	四日	七日	大父
巳	三日	九日	高姑姊□
午	三日	七日	鬼

從表6-2來看，除了"寅有疾"的大閒是五日，"午有疾"的小閒是三日之外，其餘小閒和大閒的日數是有規律的。以地支之奇偶爲原則，凡奇數的地支日，其小閒的日數爲四，大閒則爲七；偶數的地支日，其小閒日數爲三，大閒則爲九。因此，孔家坡漢簡整理者認爲"寅有疾"之"五日大汗（閒）"中的"五"係"七"之訛；"午有疾"之"三日小汗（閒）"中的"三"係"四"之訛。

王家臺秦簡"病"和"疾"兩篇也有類似的記載，但是沒有指出祟源，而是預測某時段死亡，例如：

3）五子有疾，四日不瘳乃七日，雞鳴有疾死。五丑有疾，三日不瘳乃九日，□₃₆₀□死。五寅有疾，四日不瘳乃五日=（日，日）出有疾死。五卯有疾，三日不瘳乃□₃₇₃

4）子有病，不五日乃七日有瘳，雞鳴病死。₃₉₉

5）丑有病，不四日乃九日有瘳，平旦病死。₃₉₆[1]

按：例3）中的"五子"指甲子、丙子、戊子、庚子、壬子；"五丑"指乙丑、丁丑、己丑、辛丑、癸丑；"五寅"指丙寅、戊寅、庚寅、壬寅、甲寅；"五卯"指丁卯、己卯、辛卯、癸卯、乙卯。例3）中涉及病愈日數均與表6-2相同，孔家坡漢簡整理者以爲的兩處訛誤，我們認爲不一定是錯誤。比較例4）和例5）與表6-2，大閒日數相同，小閒日數不同。

――――――――

[1] 王明欽：《王家臺秦墓竹簡概述》，載《新出簡帛研究》，文物出版社，2004，第45-46頁。

第二節 五 行

睡虎地秦簡《日書》甲種簡 83 背叁/84 反~87 背叁/80 反載有五行相克關係（與傳統説法一致）：金勝木，火勝金，水勝火，土勝水，木勝土。放馬灘簡《日書》乙種簡 180~191 記載了干支與五行的對應關係，見表 6-3。

表 6-3 干支五行屬性表

五行	天干	地支
木	甲乙	卯未亥
火	丙丁	寅午戌
土	戊己	
金	庚辛	丑巳酉
水	壬癸	子辰申

一、據天干五行占測

睡虎地秦簡《日書》甲種"病"篇和《日書》乙種"有疾"篇内容相近，都記述在某天干日得病的原因（祟源和致病物），病情變化趨勢，"煩"與"歲"所在方位。兹各引一例如下：

> 丙丁有疾，王父爲祟，得之赤肉、雄雞、酉（酒）。庚辛病，壬有閒，癸酢。若不酢，煩居南方，歲$_{70貳}$在南方，赤色死。$_{71貳}$（睡虎地秦簡《日書》甲種"病"篇）

> 丙丁有疾，王父爲姓（眚），得赤肉、雄雞、酒，庚辛病，壬閒，癸酢，煩及歲皆在南方，其人赤色，死火日。$_{183}$（睡虎地秦簡《日書》乙種"有疾"篇）

按：相較於"疾"，"病"表示病情進一步加重。《説文·疒部》："病，疾加也。""間",指疾病好轉,但尚未痊愈。《論語·子罕》"病間",孔氏注曰:"少差曰間。"皇疏曰:"少差則病勢斷絕有間隙也。""酢",讀爲"作",起也,此指疾病痊愈。本篇中以干支紀日占測疾病預後,大多根據疾病康復的程度,預測兩個日子,例如孔家坡漢簡《日書》"有疾"篇中的"瘳"和"汗(間)","死"篇中的"小汗(間)"和"大汗(間)",睡虎地秦簡《日書》乙種"十二支占"篇中的"少(小)翏(瘳)"和"大翏(瘳)"等。

丙、丁日五行屬火,致病物是赤肉、雄鷄和酒屬火的酒食。庚、辛日五行屬金,火克金,故疾病加重;壬、癸日五行屬水,水能克火,故疾病好轉。"煩"與"歲"所處的方位皆是南方火位,膚色爲赤色,死日干支五行屬火。死日這一項內容不見於睡虎地秦簡《日書》甲種"病"篇,但是乙種"有疾"篇簡文有殘損,死日只有"丙丁有疾"的"死火日"和"戊己有疾"的"死土日"。由於睡虎地秦簡《日書》甲種"病"篇簡文更完整,現將其中疾病占測的內容轉換爲表格形式,見表6-4。

表6-4 睡虎地秦簡《日書》甲種"病"篇信息表

疾日/五行	崇源	致病物	病日	間日	酢日	煩	歲	死色
甲乙/木	父母	肉、漆器	戊己	庚	辛	東	東	青色
丙丁/火	王父	赤肉、雄鷄、酒	庚辛	壬	癸	南	南	赤色
戊己/土	巫堪行、王母	黄色索魚、菫酒	壬癸	甲	乙	邦中	西	黄色
庚辛/金	外鬼殤死	犬肉、鮮卵白色	甲乙	丙	丁	西	西	白色
壬癸/水	外鬼	酒、脯脩、節肉	丙丁	戊	己	北	北	黑色

"煩"居五方,"歲"[1]運行四方,不入中央。由表6-4可知,病因、"煩"與"歲"的方位、死色都是與疾日天干五行相同的(戊己"歲"方位除

---

[1] "歲"有兩種,一種是"太歲",又稱"大時""太陰"等;另一種是"小歲",又稱"小時""月建"等。《淮南子·天文訓》:"斗杓爲小歲,二〈正〉月建寅,月從左行十二辰。咸池爲太歲,二月建卯,月從右行四仲,終而復始。"北大秦簡《日書》甲種有"小時大時",圖中標示"大時右""小時左"。小時、大時皆是沿四方運行,不同的是:小時爲順時針方向,大時爲逆時針方向。

外),日干五行我(疾日)克者疾病加重,日干五行克我(疾日)者疾病好轉。

傳世醫籍《脈經》卷一《平人得病所起》載有五臟病的預測,不但涉及五方、五時、日干,也有關於致病物和祟源的記載:

> 假令肝病者,西行,若食雞肉得之。當以秋時發,得病以庚辛日也。家有腥死,女子見之,以明要[1]爲災。不者[2],若感金銀物得之。

> 假令脾病,東行,若食雉、兔肉及諸木果實得之。不者,當以春時發,得病以甲乙日也。

> 假令心病,北行,若食豚、魚得之。不者,當以冬時發,得病以壬癸日也。

> 假令肺病,南行,若食馬肉及麋鹿肉得之。不者,當以夏時發,得病以丙丁日也。

> 假令腎病,中央,若食牛肉及諸土中物得之。不者,當以長夏時發,得病以戊己日也。

按:肝五行屬木,西、秋、庚辛之五行皆屬金,金克木,其餘四臟以此類推。但是致病食物的五行屬性并不固定,有五行相同致病,也有五行相克致病。《素問·金匱真言論》載有五行、五臟、五畜等對應關係,如肝、雞屬木,心、羊屬火,脾、牛屬土,肺、馬屬金,腎、彘屬水。那麼,肝病與雞肉,肺病與馬肉屬於五行相同一類致病。彘、豚皆指猪。心病與猪肉,腎病與牛肉屬於五行相克關係。此外,肝病的記載較他臟豐富,多了祟源("家有腥死")和致病物("金銀物")。

以病日天干的五行屬性來占測疾病的內容,在秦漢簡帛《日書》類文獻中多有記載。例如,孔家坡漢簡《日書》"有疾"篇將十天干按五行分成五組,其中有兩例簡文保存完整:

---

[1] 《脈經》朱筆小字注:"'明要'二字疑誤。"
[2] 根據下文文例,此處"不者"二字似在"當以秋時發"之前。

庚辛金也,有疾,白色,日中死。非白色,丙有瘳,丁汗(間)。街行、人炊、兵祟。350壹

壬癸水也,有疾,黑色,季子死。非黑色,戊有瘳,己汗(間)。蚕(竃)神及水祟。351壹

按:某日干有疾,膚色與日干五行屬性相同則預後差,日干五行克我(疾日)者疾病好轉,最後寫祟源。

又如,從已公布的王家臺秦簡來看,其中《日書》"病""疾"兩篇中也有以病日天干對應五行、五色、五方占測病情吉凶的内容,例如:

甲乙木青東方,甲乙病,雞鳴到日出,篤,不死□49

丙丁有疾,赤色當日出死,不赤色,壬有瘳,癸汗(間)。401

戊己有疾,黄色中子死,不黄色,甲有瘳,乙汗(間)。397[1]

按:本篇除了日天干之外,還涉及時段,如"雞鳴到日出"。簡401與簡397文例相近,簡401"當日出"指在日出的時段,而簡397"中子"并不是時段名。因王家臺秦簡尚未公布圖版和完整釋文,故"中子"一詞,存疑待考。

秦漢以後,此類占病術仍廣爲流傳,例如敦煌《發病書》類文獻也有記載[2]。敦煌P.2856中的"推十干病法"也是以日天干五行和五色來預測疾病:

甲乙日病者,青色,〖人〗[3]凶,非其色,吉。戊己日小重,庚辛日小差,頭宜西首,吉。

丙丁日病者,赤色,人凶,非其色,吉。庚辛日小重,壬癸日小差,頭宜西首,吉。

戊己日病者,黄色,人凶,非其色,吉。壬癸日重,甲乙日小

---

[1] 王明欽:《王家臺秦墓竹簡概述》,第45-46頁。

[2] 敦煌寫卷P.2856尾題記有"咸通三年壬午歲(862)五月寫發病書記",故稱爲《發病書》。

[3] 人:原脱,據文例補。

差,頭宜東首,吉。

庚辛日病〚者〛[1],白色,人凶,非其色,吉。甲乙日小重,丙丁日小差,頭宜南首,吉。

壬癸日病〚者〛,黑色,人凶,非其色,吉。戊己[2]〈丙丁〉日小重,丙丁〈戊己〉日小差,頭宜東首,吉。

簡帛《日書》和敦煌《發病書》類文獻中,主要根據日天干之五行,配以五色和五方等,根據五行相克關係來預測疾病。《素問·藏氣法時論》則聯繫五臟根據五行生克等關係來預測疾病,茲舉一例如下。

肝主春……其日甲乙……肝病者愈在丙丁,丙丁不愈,加於庚辛,庚辛不死,持於壬癸,起於甲乙。

按:"加",疾病加重。"持",持續,此指病情纏綿,遷延難愈。《素問·六元正紀大論》載:"暴者爲病甚,徐者爲病持。"肝病日天干爲甲乙(屬木),肝亦屬木,兩者五行相同。肝病愈日干爲丙丁(屬火),木生火,兩者爲五行相生關係。若肝病在丙丁日不能痊愈,則在庚辛(屬金)日加重,金克木,兩者爲五行相克關係。肝病熬過庚辛日不死,在壬癸日(屬水)遷延不愈,水生木,兩者爲五行相生關係。肝病最後會在甲乙日病愈,兩者五行相同。爲了直觀起見,現將其餘四臟的具體內容一并列表如表6-5。

表6-5 《素問·藏氣法時論》所見五臟病愈對照表

五行	五臟	五季	日干	愈	加	持	起
木	肝	春	甲乙	丙丁	庚辛	壬癸	甲乙
火	心	夏	丙丁	戊己	壬癸	甲乙	丙丁
土	脾	長夏	戊己	庚辛	甲乙	丙丁	戊己
金	肺	秋	庚辛	壬癸	丙丁	戊己	庚辛
水	腎	冬	壬癸	甲乙	戊己	庚辛	壬癸

---

[1] 者:原脱,據文例補,下文"壬癸日病者"與之同。
[2] 根據上下文天干推算,"戊己"與下文"丙丁"互乙。

由表6-5可知,其餘四臟的疾病預後規律與肝病相同:病日天干與五臟五行相同,在五行子[1]日病愈,若不愈,在日干五行克我者病情加重,在五行母日病情遷延,最後在五行相同日病愈。

孔家坡漢簡《日書》"死"篇後一種是以干支紀日配合時段來占測疾病,其原理也涉及五行學説。例如,孔家坡漢簡352壹:"甲子雞鳴有疾,青色,死。"該篇雖以干支紀日,但是六十甲子并不完整,只列有前十二個干支。原簡有缺文和脱文,整理者在注釋中補出,一并列表如表6-6。

表6-6 孔家坡漢簡《日書》"死"篇疾日干支、時段、死色對應表

疾日干支	時段名	死色	疾日干支	時段名	死色
甲子	雞鳴	青	庚午	日失(昳)	白
乙丑	平旦	青	【辛未】	【下】市	白
丙寅	日出	赤	壬申	莫(暮)市	黑
丁卯	蚤(早)食	赤	【癸酉】	【牛羊入】	【黑】
戊辰	莫(暮)食	黄	戊戌	黄昏	
己巳	〚日中〛	黄	癸亥	人鄭(定)	

整理者補缺文的依據是:疾日干支如"辛未"和"癸酉"據六十甲子的干支排列次序補。時段名如"下市"和"牛羊入"據睡虎地秦簡《日書》乙種"十二時"篇補,簡156:"【雞鳴丑,平旦】寅,日出卯,食時辰,莫(暮)食巳,日中午,暴〈日失〉未,下市申,舂日酉,牛羊入戌,黄昏亥,人【定子】。"死色如"癸酉"之"黑色",主要根據天干"癸"五行屬水,對應的顏色爲黑色。該篇疾日雖以干支紀日,但用以占測疾病死亡顏色,則是根據天干的五行屬性。

二、據地支五行占測

睡虎地秦簡《日書》乙種"十二支占"篇以十二地支紀日,先叙述

---

[1] 子:是指五行母子關係中的子方。

某地支日各方位之吉凶,再是啟閉、盜亡、疾瘳等內容。九店楚簡"占出入盜疾"篇與之內容基本相近,但是竹簡殘損比較嚴重。從殘文看,兩者占辭的格式基本相同,關於疾瘳部分都是"以有疾,某少瘳,某大瘳,死生在某"的格式。其中"少瘳"和"大瘳"都列有特定的十二地支日。九店楚簡"占出入盜疾"篇無"死生在某"之後的文字,故未指明致病物和祟源。現舉地支爲卯的簡文如下:

卯以東吉,北見疾,西南得。朝閉夕啓,朝兆(盜)得,晝夕不得。以入,必有大亡。以有疾,未少(小)瘳(瘳),申大瘳(瘳),死[163]生在亥,狗肉從東方來,中鬼見社爲姓(眚)。[164](睡虎地秦簡《日書》乙種)

☐北見疾,西吉,南又(有)得。卯,【朝閱(閉)夕】啓。凡五【卯,朝逃(盜)得,夕不得】。以内(入),必又(有)大死。以又(有)【疾】,未少瘳(瘳),申大瘳(瘳),死生才(在)丑。[63](九店楚簡)

現將兩篇涉及疾瘳部分的相關內容列表如表6-7。

表6-7 睡虎地秦簡《日書》乙種"十二支占"篇和九店楚簡"占出入盜疾"篇中的疾瘳部分信息表

疾日	小瘳日	大瘳日	死生	致病物	把者	祟源
子	辰	午	申	黑肉從北方來	黑色	外鬼父世,高王父
丑	巳	酉	子	脀肉[1]從東方來		外鬼,巫
寅	午	申	子			☐巫
卯	未	申	亥/丑[2]	狗肉從東方來		中鬼見社
辰	酉	戌	子	乾肉從東方來	青色	巫
巳	申	亥	寅	赤肉從東方來		高王父

[1] 脀肉:豬肉、魚肉等肉醬。《說文·肉部》:"脀,豕肉醬也。"段注:"《魚部》曰'鮨,魚脀醬也'。是魚肉醬亦稱脀。"

[2] 睡虎地秦簡《日書》乙種"十二支占"篇作"亥",九店楚簡"占出入盜疾"篇作"丑"。

續 表

疾日	小瘥日	大瘥日	死生	致病物	把者	祟源
午	戌	子	寅	赤肉從南方來	赤色	外鬼兄世
未	子	卯	寅	赤肉從南方來	赤色	母世外死
申	子	□	辰	鮮魚從西方來	白色	王父
酉	丑	辰	未	赤肉從北方來		外鬼父世,巫,室鬼
戌	卯	辰	酉	鮮魚從西方來	白色	高王父,野立
亥	卯	巳	申	黑肉從東方來		母世

表6-7中致病物和"把者"中涉及的顏色和方位符合五行屬性,但是與疾日的地支五行無關。疾、小瘥、大瘥、死生等地支日之間似乎無規律可循。敦煌卷子P.2856《發病書》中的"推得病日法"也是以十二地支紀日,其中也有"小差""大差",以及"死生忌日"。現將兩者地支日作一比較,相同的地支用空心字表示,列表如表6-8。

表6-8 睡虎地秦簡《日書》乙種"十二支占"篇與
P.2856《發病書》"推得病日法"篇中
疾病占測地支對照表

《日書》"十二支占"篇			疾日	《發病書》"推得病日法"篇		
小瘥日	大瘥日	死生		小瘥日	大瘥日	死生忌日
辰	午	申	子	辰	午	酉
巳	酉	子	丑	巳	未	酉亥
午	申	子	寅	午	申	戌亥
未	申	亥	卯	未	酉	亥子
酉	戌	子	辰	申	亥	子丑
申	亥	寅	巳	酉	亥	□
戌	子	寅	午	戌	子	寅
子	卯	寅	未	亥	丑	卯
子	□	辰	申	子	寅	辰

續表

《日書》"十二支占"篇			疾日	《發病書》"推得病日法"篇		
小瘳日	大瘳日	死生		小瘥日	大瘥日	死生忌日
丑	辰	未	酉	丑	卯	巳
卯	辰	酉	戌	寅	辰	午
卯	巳	申	亥	卯	巳	未

　　上文提到睡虎地秦簡《日書》乙種"十二支占"篇疾、小瘳、大瘳、死生等地支日之間似乎無規律可循。但在敦煌《發病書》"推得病日法"中,疾日地支從子到亥依次排列,"小瘥"和"大瘥"的地支日也是按照十二支的順序排列。疾日和小瘥日的地支五行屬性相同(參考表6-3),疾日與大瘥日地支則是十二地支中的六衝[1]。疾日地支從午到亥,死生忌日都只有一個地支,且與疾日地支五行屬性相同。疾日地支從丑到辰,死生忌日有兩個地支,其中有一個地支也與疾日的五行屬性相同。通過表6-8可以發現《日書》"十二支占"篇和《發病書》"推得病日法"篇有一半的地支日是相同(表6-8中用空心字表示的),這似乎說明兩者有一定的淵源關係。在此我們做一大膽的猜測:《日書》"十二支占"篇對於疾病預測可能是來源於實踐的統計,《發病書》"推得病日法"篇則以五行學說將其數術化。

　　《發病書》"推得病日法"篇中也提到祟源,有神(天神、宅神、竈君等)有鬼(不葬鬼、女子鬼、客死鬼等),還羅列了具體的症狀和厭解法。簡帛《日書》類文獻與敦煌《發病書》類文獻有不少占測疾病的篇章內容相近,前者較簡略,後者內容更豐富,且更趨於數術化,兩者顯然是有一定的淵源關係。

---

[1] 六衝:是十二地支的一種關係,具體指子午相衝、丑未相衝、寅申相衝、卯酉相衝、辰戌相衝、巳亥相衝。此六衝,方位相對,五行相克,陰陽屬性相同。

第三節　博　局　圖

我國古代有一種棋局遊戲,六黑六白共十二棋,每人執六棋博弈,稱爲"六博",又名"六簙""陸博""六箸"等。在許多墓葬中都發現與六博有關的出土實物,現存最早的是戰國中山王墓 M3 出土的兩件石制的六博棋局。出土簡帛中有一類博局圖,如尹灣漢墓 M6 出土的第 9 號木牘反面畫有一幅博局圖(圖 6-1),圖上方標有"南方"方

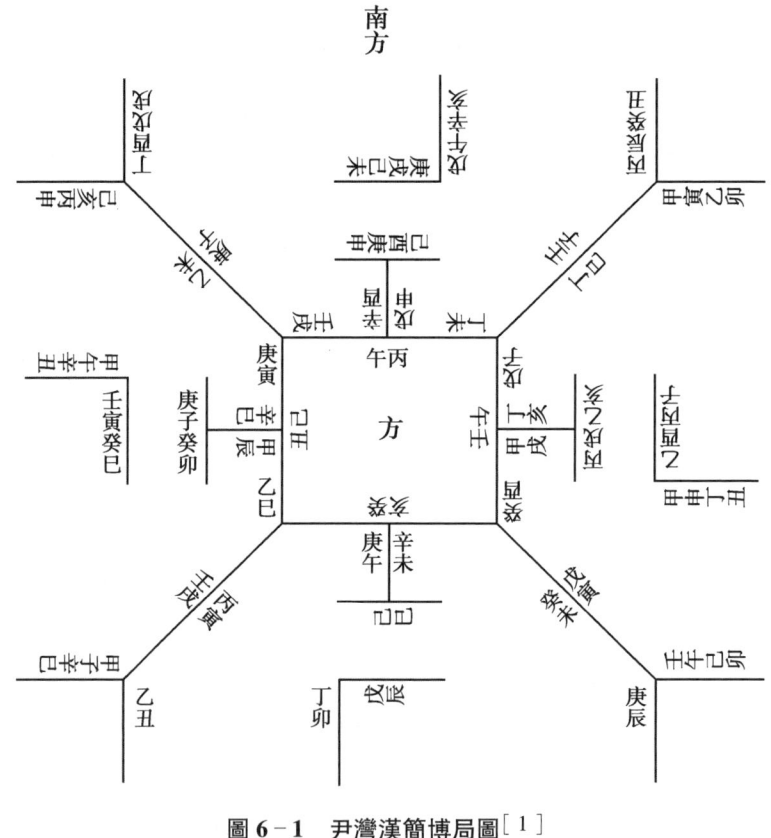

圖 6-1　尹灣漢簡博局圖[1]

---

[1] 連雲港市博物館、中國社會科學院簡帛中心、東海縣博物館,等:《尹灣漢墓簡牘》,中華書局,1997,第 125 頁。

位,正中標有"方"字。又如,北大漢簡《六博》篇首也有博局圖(圖6-2),圖上方標有"前方"。整理者注:"前方,這裏指南方。"博局圖畫有一些有規律的綫條,是棋局游戲中棋子行走的路綫,北大漢簡《六博》簡20稱之爲"博道"。此外,還有"規矩紋""博局紋""日晷紋""TLV紋"等多種名稱。

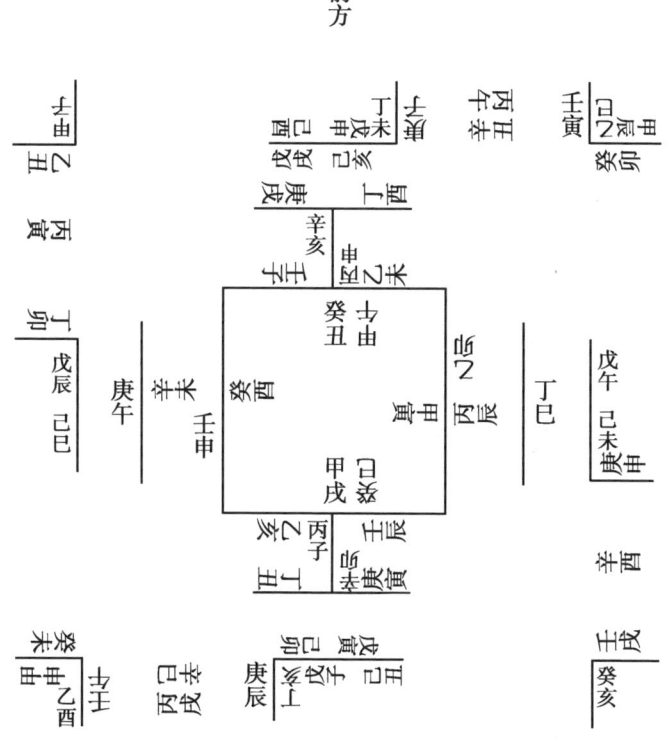

圖6-2 北大漢簡博局圖[1]

此類博局圖主要用來占測人事吉凶。在尹灣漢簡第9號木牘的下面是五欄占測文字,每欄有十列文字,第一列是占測的事項,自上而下分別是"占取(娶)婦嫁女""問行者""問毄(繫)者""問病者""問

---

[1] 北京大學出土文獻研究所:《北京大學藏西漢竹書(五)》,第209頁。

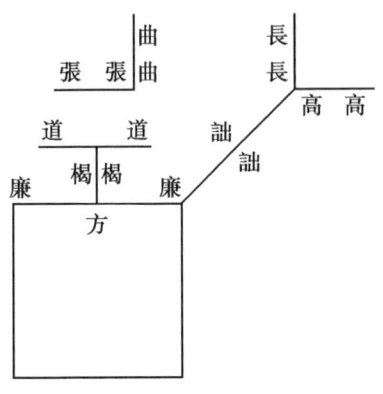

圖6-3 尹灣漢簡博局圖術語位置圖

亡者"。首行標有"方、廉、楬、道、張、曲、詘、長、高"九個術語。這些術語與《西京雜記》卷四所引許博昌六博口訣相近"方畔揭道張,張畔揭道方[1],張究屈玄高,高玄屈究張""張道揭畔方,方畔揭道張,張究屈玄高,高玄屈究張"。這些術語對應博道上不同的位置。據羅見今考證,尹灣漢簡博局占的九個術語在博道上的具體位置如圖6-3[2]。

尹灣漢簡博局圖的博道有橫綫、縱綫、斜綫,呈現出四正四隅。博道旁邊標有干支。正常干支總數應是60個。按照尹灣漢簡博局圖的構造應當有(1+2×8)×4=68個位置。圖6-1標有61個干支,且不連續,缺少壬申、辛卯、壬辰。同時又有重複,多出辛巳、壬午、庚子、壬戌[3]。現對尹灣漢簡博局圖(圖6-1)進行校訂,修訂後的圖如圖6-4。

北大漢簡《六博》篇五項占測事項和九個位置術語名稱都與尹灣漢簡相似。博道略有不同,北大漢簡《六博》篇的博局圖無斜綫,四正的綫條也有所不同。現根據北大漢簡《六博》篇整理者的説明,將術語的位置予以標識,繪製成圖6-5。北大漢簡《六博》篇的博局圖的干支排列與尹灣漢簡不同,且有規律可循。"張"位有十二個干支,其餘

---

[1] 張畔揭道方:此句有倒文,當是"張道揭畔方"。
[2] 羅見今:《〈尹灣漢墓簡牘〉博局占圖構造考釋》,《西北大學學報(自然科學版)》2000年第2期,第181-184頁。
[3] 已有多位學者對博局圖的干支作了校訂,可參看劉樂賢《尹灣漢墓出土數術文獻初探》(載《尹灣漢墓簡牘綜論》,科學出版社,1999)、曾藍瑩《尹灣漢墓〈博局占〉木牘試解》(《文物》,1999年第8期),羅見今《〈尹灣漢墓簡牘〉博局占圖構造考釋》(《西北大學學報(自然科學版)》,2000年第2期)等。

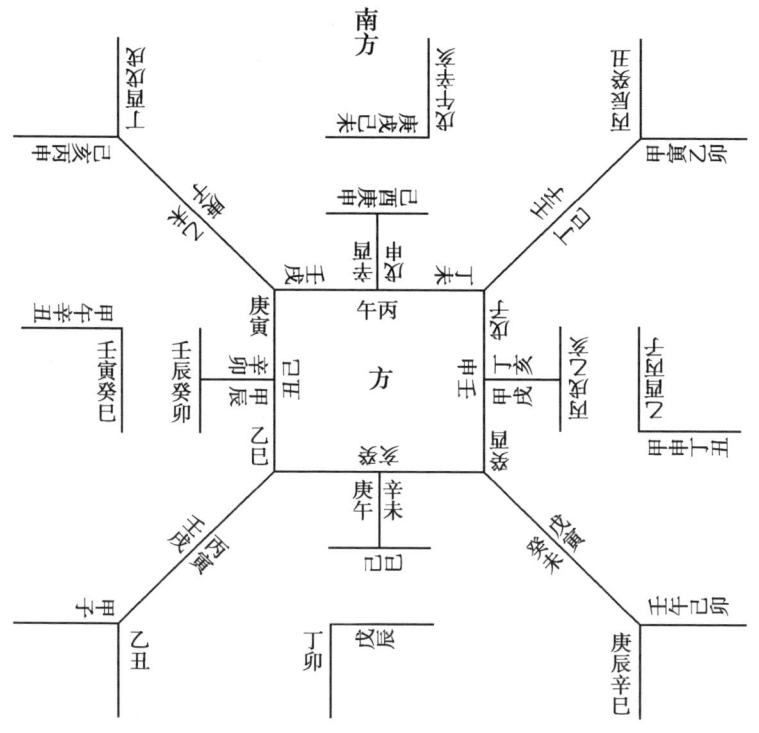

圖 6-4　尹灣漢簡博局圖（修訂後）

八個位置均有六個干支。天干的位置也是有規律的：甲和癸在"方"或"高"位，乙和壬在"廉"或"長"位，丙和辛在"楬"或"詘"位，丁和庚在"道"或"曲"位，戊和己在"張"位。整理者指出甲子起於東南"高"位，先由外至內，再由內至外，順次而行，每逢"張"位重複一次。這樣，六十干支在博道九位上形成了三輪循環。

周家臺秦簡《日書》中有一幅由 26 枚竹簡（簡 156～簡 181）拼合的綫圖，小圓裏面是"╫"形圖，常被稱作"鈎繩圖"[1]，或"日廷圖"[2]，圖上標有天干地支（圖 6-6）。鈎繩圖的干支有其特定的方

---

[1]　"鈎繩圖"名稱源自《淮南子·天文訓》中"子午、卯酉爲二繩，丑寅、辰巳、未申、戌亥爲四鈎"。

[2]　"日廷圖"名稱源自孔家坡漢簡有三幅圖，簡 129 首端寫有"日廷"。又《論衡·詰術》有"日廷圖甲乙有位，子丑亦有處，各有部署，列布五方"。

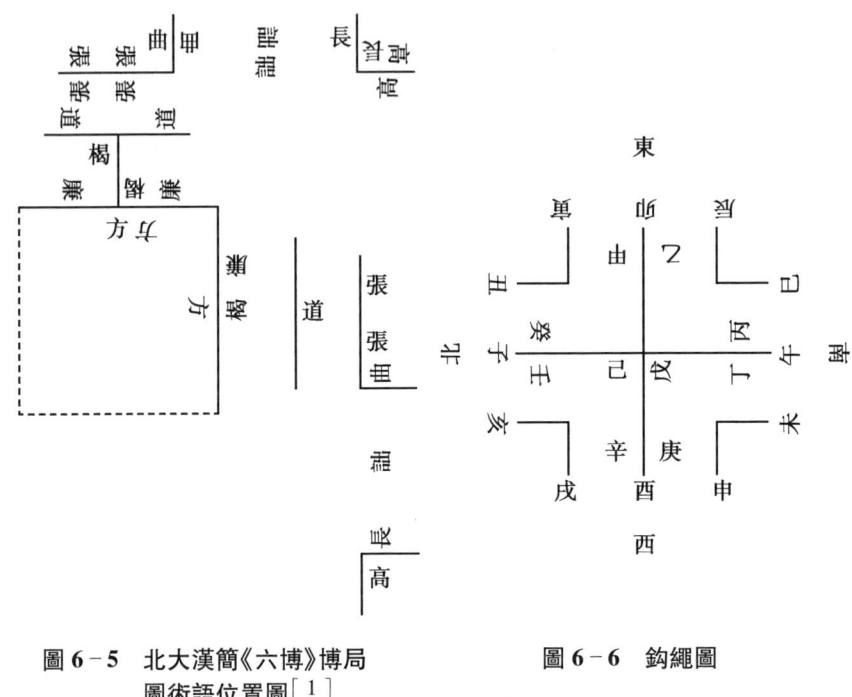

圖 6-5　北大漢簡《六博》博局　　圖 6-6　鉤繩圖
　　　　圖術語位置圖[1]

位,是模仿宇宙模式排列。將圖 6-4 和圖 6-2 與鉤繩圖進行對比,可以發現博局圖的干支方位與鉤繩圖大部分不同。其原因之一是博局圖的干支爲六十甲子,而鉤繩圖則是十天干加十二地支。博局圖的六十甲子所在方位的五行屬性也不符合六十甲子納音。李零認爲博局圖案寓含四方八位、九宮十二位和四維鉤繩一類設計,顯然是模仿式圖[2]。但是博局圖畢竟只是一種遊戲,因此圖中的干支并非嚴格按照宇宙模式排列,可能是根據游戲走向放置。

在博局圖的五項占測事項中,"問病者"屬疾病占測,現將尹灣漢簡和北大漢簡中疾病的占測結果列表如表 6-9。

---

[1] 北大漢簡博局圖的南北向和東西向的博道略有不同,故圖 6-5 繪製全圖的 1/2。

[2] 李零:《跋中山王墓出土的六博棋局——與尹灣〈博局占〉的設計比較》,《中國歷史文物》2002 年第 1 期,第 14 頁。

表 6-9　尹灣漢簡和北大漢簡所載博局占疾對照表

位置	尹灣漢簡	北大漢簡
方	日有瘳	在方中者,病有瘳
廉	恐不起	在兼(廉)者,死
楬	病匿幼中[1]	在楬者,病惡引中[2]
道	直久[3],不死	在道者,久
張	閒	在張者,有瘳
曲	病筋(筋)引[4]	在曲者,筋引
詘	外内相引[5]	在詘者,病中相引
長	直久,什一生[6]	在長下若高者,病久難已
高	直久,還入方死[7]	

　　博局占的方法大致是：先在博局圖中查到當日干支所處的位置，再根據位置術語的名稱到占測文字中查看所問事項的答案。例如，圖 6-2 和圖 6-4 己未日均在"張"位，因此預測疾病的轉歸是"閒"或"瘳"，即病愈。北大漢簡《六博》簡 35～36 還指出："病以日月數，過方中病未有瘳，復到方中毋瘳，病者有十死一生矣。"

---

[1]　劉樂賢認爲"幼"可能讀爲"幽"，"病匿幼中"可能是説疾病藏匿於幽深的内臟之中(劉樂賢：《簡帛數術文獻探論(增訂版)》，中國人民大學出版社，2012，第 118 頁)。今按："幼"疑讀爲"要"。《漢書·元帝紀》："窮極幼眇。"顔師古注："幼眇讀曰要妙。"《説文·臼部》："要，身中也，象人要自臼之形。"

[2]　北大漢簡整理者注："引"，謂牽引，簡文"引中"及下文"筋引""中相引"疑都是帶有牽拉感的病痛。今按："引中""中相引"，以及下文"内外相引"中的"引"，如整理者所云有牽拉之義，而且多指疼痛而言。例如，《素問·舉痛論》多處言"相引而痛"。"中"，指身體内部，内臟或腹中。《素問·脈要精微論》"中盛藏滿"，王冰注："中，謂腹中。"《靈樞·本神》"寸口主中"，楊上善注："中，謂五藏。"

[3]　直久：指病程時間長。

[4]　筋引：筋，原作"荕"，據北大漢簡《六博》整理者引尹灣《博局占》占辭釋文改。筋引，似指筋脈拘急攣縮。

[5]　"外""内"相對，可以表示身體外部和内部，也可能指外邪和内傷。

[6]　什一生：即十一生，指十人中只有一人生。

[7]　還入方死：原作"遠人□死"，據北大漢簡《六博》整理者引尹灣《博局占》占辭釋文改。

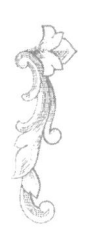

第七章
宇宙圖式與疾病預測

古人以干支、音律、方位、星宿等元素構建宇宙圖式。這些元素往往以數來統一，建立普遍的聯繫，用以占驗吉凶，而疾病占測是常見的事項[1]。

第一節　數

根據數字進行占測，主要源自古人的數字崇拜。古人對數字的崇拜往往與自然崇拜結合起來，這在河圖、洛書中就有所體現。古人認爲"萬物莫逃乎數。是數也，先天地而已存，後天地而已立"[2]。數字被認爲是溝通天人的重要媒介。北大秦簡《算書》甲種中有一段魯久次與陳起的問答，探討了"數"的意義，提出"天下之物，無不用數"。簡文叙述了天地、日月、星辰、四時等宇宙圖式，列舉了十二律、十二時、五音、十日、廿八宿等以數爲基礎的重要元素。其中還有一段文字涉及疾病占測，具體簡文如下。

久次曰："天$_{2正}$下之物，孰不用數？"陳起對之曰："天下之物，无不用數者。夫天所蓋之大殹（也），地所$_{3正}$生之衆殹（也），歲四

---

[1] 本書第五、第六章的内容也涉及宇宙圖式，爲使全書各章的篇幅相對均衡，故分爲三章。

[2] 郭熙漢：《〈楊輝算法〉導讀》，湖北教育出版社，1996，第454頁。

時之至殹(也),日月相代殹(也),星辰之生〈往〉與來殹(也),五音六律生殹(也),畢$_{4正}$用數……今夫疾之發於百體(體)之尌(屬)殹(也),自足、脐、踝(踝)、郄(膝)、$_{6正}$股、髀(髀)、臋(尻)、族〈旅(膂)〉、脊、脅、肩、應(膺)、手、臂、肘、臑、耳、目、鼻、口、頸、項,苟智(知)其疾發之$_{7正}$日,蚤(早)莫(暮)之時,其瘳與死畢有數。""所以有數故可(何)殹(也)?"曰:"地方三重,天$_{8正}$員(圓)三重,故曰三方三員(圓),規榘(矩)水繩、五音六律六簡(閒)皆存。始者(諸)黄帝、$_{9正}$耑(顓)玉(頊)、堯、舜之智,循鯀、禹、睪(皋)匋(陶)、羿、籓〈箠(垂)〉之巧,以作命天下之灋(法),以立$_{10正}$鐘之副=(副。副)黄鐘以爲十二律,以印久(記)天下爲十二時,命曰十二字,生五音、十日、廿八日$_{11正}$宿。道頭到足,百體(體)各有笥(司)殹(也),是故百體(體)之痛(癰),其瘳與死各有數。$_{12正}$"

按:"五音",指我國古代五聲音階中的五個音級,按照音高從低到高分别是宫、商、角、徵、羽。"六律",即六陽律。古樂分十二律,用三分損益法將一個八度分爲十二個不完全相等的半音,其中陰陽各六,陽爲律(黄鐘、太簇、姑洗、蕤賓、夷則、無射),陰爲吕(大吕、夾鐘、中吕、林鐘、南吕、應鐘)。"六閒",則指六陰吕。"百體",即身體。《太素》楊上善注多處使用"百體"一詞,如卷三、卷六有"四支百體"。"脐",指膝以下的足脛部。"股""髀"皆指大腿部位,此處兩者并舉,疑有内外之别。《太素》卷二十六《癰疽》楊上善注:"髀内曰股,股外曰髀。""膂""脊"皆指脊背部位,此處并舉,兩者有别。《說文·吕部》:"吕,脊骨也。膂,篆文吕。""膂"若指脊骨,則與"脊"部位重複。"膂",此處當指脊柱兩旁的肌肉,約當解剖學上所稱之骶棘肌分布處。《素問·瘧論》"循膂而下",張介賓注:"膂、吕同,脊骨曰吕,象形也。一曰夾脊兩旁之肉曰膂。""臂""臑"渾言皆指上肢,简文中當有所區别。根據简文敘述順序,"臂"指前臂,即肘以下腕以上的部位;

"臑",指肩下肘上部,即解剖學上所稱的肱部。"頸""項"析言有前後之分,《廣韻·清韻》:"頸,項也。頸在前,項在後。"整理者認爲"十二字"指十二地支,"十日"指十天干,"廿八日宿"之"日"字爲衍文。可從。

簡文從足至項列舉了二十二個身體部位,不同部位發病,結合發病日期和時辰,就可以通過數字占測疾病的預後,即治愈("瘳")或死亡("死")。

放馬灘簡《日書》乙種還有以數字占測致病作祟的鬼神。簡文中"一天""五音""六律"等與放馬灘簡《日書》乙種簡182～190的宇宙圖式(圖7-1)最外圈的文字關係密切。簡文如下。

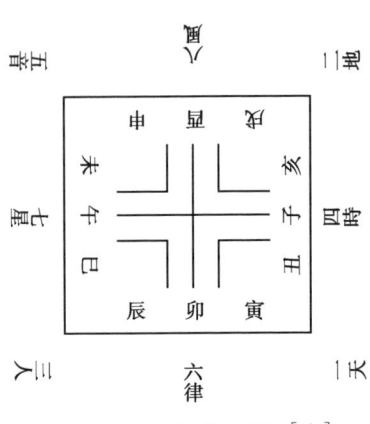

圖7-1 占圖(復原圖)[1]

占病祟除:一天殹,公外。二〖地〗,社及立(位)。三人鬼,大〖父〗及殤。四〖時〗,大遏及北公。五音,巫豙〈帝〉、陰雨公。六律,司命、天□。七星,死者。350 八風,相莨者。九水,大水殹。192

按:程少軒認爲"除"讀爲"餘",即餘數,與"一"連讀,本段文字是講以餘數占病,貞卜以確定作祟之鬼神。[2] 鬼神致病是簡帛《日書》常見的病因觀,至於鬼神名的考證可參看晏昌貴、陳偉、程少軒等學者的考證[3],本書不復贅述。

---

[1] 陳偉:《秦簡牘合集(肆)》,武漢大學出版社,第120頁。
[2] 程少軒:《放馬灘簡式占古佚書研究》,第167-168頁。
[3] 參看:晏昌貴:《天水放馬灘秦簡乙種〈日書〉分篇釋文》,載《簡帛》第五輯,上海古籍出版社,2010,第17-41頁;陳偉:《放馬灘秦簡日書〈占病祟除〉與投擲式選擇》,《文物》2011年第5期,第82-88頁;程少軒:《放馬灘簡式占古佚書研究》,第170-171頁。

中醫學強調天人相應，人體之數要與天地之數相合，如《素問·針解》中記載："一天、二地、三人、四時、五音、六律、七星、八風、九野，身形亦應之……人皮應天，人肉應地，人脈應人，人筋應時，人聲應音，人陰陽合氣應律，人齒面目應星，人出入氣應風，人九竅三百六十五絡應野。"

放馬灘簡《日書》乙種載有以日、辰、時數通過運算來占測疾病的預後，共有三例簡文：

1）凡人來問病者，以來時投日、辰、時數并之：上多下，占〈日〉病已；上下【等】，曰陲（垂）已；下多上一，曰未已而幾已；下多上二，曰未已；下多三，曰$_{345}$日尚久；多四、五、六，曰久，未智（知）已時；多七，曰瘥（癃），不已；多八、九，曰死。$_{348}$

2）占疾：投其病日、辰、時，以其所中之辰閒，中其後爲已閒，中其前爲未閒。$_{338}$

3）占病者，以其來問時，直日、辰、時，因而三之，即直【六】結四百五，而以【所】三□□【除焉】。令不足【除殹，乃】□□者曰久易，如其【餘】□，以$_{355}$

九者首殹，八者肩、肘殹，七、六者匈（胸）、腹、腸殹，五者股、胻殹，四者【胠】（膝）、足殹。此所以【智】（知）病疵之所殹。$_{343}$

按：例1）"垂已"，將要病愈。"幾已"，接近病愈。"日"指天干，"辰"指地支。放馬灘簡《日書》乙種記載了干支與數字、五行的對應關係，如表7-1~表7-4。

表7-1 天干與數字、五行的對照表

天干	日數	五行
甲	九	木
乙	八	
丙	七	火
丁	六	

續　表

天干	日數	五行
戊	五	土
己	九	
庚	八	金
辛	七	
壬	五〈六〉	水
癸	五	

表7-2　地支與數字、五行的對照表

地支	辰數	五行
子	九	水
丑	八	金
寅	七	火
卯	六	木
辰	五	水
巳	四	金
午	九	火
未	八	木
申	七	水
酉	六	金
戌	五	火
亥	四	木

至於時與數的對應關係，則有兩篇不同的記載，如表7-3。

表7-3　時稱與數字、五行的對照表（一）

時稱	時數	五行
平旦	九	木
日出	八	水

續表

時稱	時數	五行
早食	七	火
莫食	六	火
東中	五	土
日中	五	土
西中	九	土
夙市	八	金
暮中	七	金
夕市	六	水
日入	五	
昏時	九	

表 7-4　時稱與數字的對照表（二）

時　稱		時數
晦食	大晨	八
□食	□□	七
人定	中鳴	六
夜半	後鳴	五
日出	日昳	八
食時	市日	七
過中	夕時	六
日中	入	五
□□	□□	九
莫食	前鳴	七

　　例 1）是將問病時候的日、辰、時三數相加，從而獲得"上""下"兩個數字。程少軒認爲"上"和"下"應指十位和個位，日、辰、時三數相加，求得的數字在 14～27。[1] 若"上"大於"下"（即 20、21），

---

[1]　程少軒：《放馬灘簡〈鐘律式占〉"問病占疾"卜法考》，第 101-107 頁。

則疾病痊愈；若"上""下"相等（即22），則疾病接近痊愈；若"下"大於"上"（即14至19、23至27），則疾病未愈，且差值越大，疾病預後越差。

例2）的占測原理也是與日、辰、時三數相關。程少軒指出將日、辰、時三數相加，和乘以三，再找到該數字對應的鐘律[1]，再以鐘律對應的地支爲占[2]。至於十二鐘律與十二地支的對應關係，程文表6中有羅列：黄鐘—子，大吕—丑，大簇—寅，夾鐘—卯，姑洗—辰，中吕—巳，蕤賓—午，林鐘—未，南吕—酉，無射—戌，應鐘—亥。將運算所得的地支與患病之日的地支進行比較：前者與後者相同，預後爲"閒"；前者在後者之後，預後爲"已閒"；前者在後者之前，預後爲"未閒"。

例3）也是以日、辰、時對應的數字爲基礎，按某種方式取得一個被除數，用九來除，根據餘數對應的值判斷疾病所在的身體部位。但因爲簡355有殘泐，具體運算方法不詳。簡343載有人體從頭至足不同部位對應從九至四的數字，但是缺少數字一至三對應的身體部位。排除脱文的原因，也有可能是這種運算不會出現一至三的數字。例如本書第八章第一節中清華簡《筮法》數字卦出現的數字，以及通過揲蓍法的演算獲得的數字，都是四至九。

第二節　音　　律

中醫學認爲人除了與天地四時等相應之外，還與音律相合，例如《靈樞·邪客》載"天有五音，人有五藏。天有六律，人有六府"，又如《素問·針解》"人髮齒耳目五聲應五音六律"。《黄帝内經》的諸多

---

[1] 鐘律：即下文表7-9中十二律對應的小數。日、辰、時三數相加，乘以三得到的數必然是三的倍數。但是十二律對應的小數有的不是三的倍數，對於這類情況程文中有詳細的説明，本書不再引述。

[2] 程少軒：《放馬灘簡〈鐘律式占〉"問病占疾"卜法考》，第101-107頁。

篇章(例如《素問·金匱真言論》《素問·陰陽應象大論》《靈樞·順氣一日分爲四時》《靈樞·陰陽二十五人》《靈樞·五音五味》等)都將音律納入醫學理論之中。放馬灘簡《日書》乙種簡285提到了以音律占測疾病："自天降令,乃出六正,閒吕六律。皋陶所出,以五音、十二聲[1]爲某貞卜,某自首春夏到十月,黨(儻)有□【獲】皋(罪)蠱、言語、疾病□死者。"

一、五音

放馬灘簡《日書》乙種有三篇與五音有關,《秦簡牘合集(肆)》命名爲"五音(一)""五音(二)""五音(三)"。其中五音(一)列有五音與五行、五色、五方、數字、干支等對應關係;五音(二)圖版殘泐嚴重,但内容豐富,先述宫、徵、羽、商、角五音的音色,再叙五音所主身體部位及建築物,後載五音與五畜、五器、五種、五事、五處、五味、五病的搭配。現擇其部分元素列表7-5。

表7-5 放馬灘簡《日書》乙種五音搭配表

五音	五行	天干	地支	數	五方	時段	五色	五味	五畜	部位	五病
角	水	壬癸	子申辰	九	北	夜半	黑	咸	犢	頭、項	久
徵	木	甲乙	卯未亥	三	東	平旦	青	酸	虎	□	□
宫	土	戊己		一	中央	□□	黄	甘	牛	腸	中
商	金	庚辛	酉丑巳	七	西	日入	白	□	羊	□	□
羽	火	丙丁	午戌寅	五	南	日中	赤	苦	馬	面	頭

放馬灘簡《日書》乙種五音和五行的配伍,與《黄帝内經》不同,但與隨州孔家坡漢簡《歲》相符。然而,五味與五音的配伍,三者皆不同,列表如表7-6。

---

[1] 十二聲:指十二律。

表7-6　孔家坡漢簡《歲》五音搭配表

五音	五行	五方	五色	五味
角	水	北	黑	齊(辛)
徵	木	東	青	□
宮	土	中央	黄	甘
商	金	西	白	□
羽	火	南	赤	飴(苦)

表7-7　《靈樞・順氣一日分爲四時》《素問・金匱真言論》五音搭配表

五音	五行	五季	五色	五味	日干	數	五畜	五臟	開竅	五體	病位
角	木	春	青	酸	甲乙	八	雞	肝	目	筋	頭[1]
徵	火	夏	赤	苦	丙丁	七	羊	心	耳	脈	五藏
宮	土	長夏	黄	甘	戊己	五	牛	脾	口	肉	舌本[2]
商	金	秋	白	辛	庚辛	九	馬	肺	鼻	皮毛	背
羽	水	冬	黑	鹹	壬癸	六	彘	腎	二陰	骨	谿

　　放馬灘簡《日書》乙種和《黄帝内經》中五音與五行的搭配，除了宫對應土，商對應金相同之外，餘者皆不同。晏昌貴根據出土簡牘，并參照先秦諸子書，歸納了五音搭配五行的三種不同的類型[3]，認

---

[1]　頭：原作"其病發驚駭"。丹波元簡注："《新校正》，疑爲衍文，是。據下文例，當云故病在頭。"
[2]　舌本：丹波元簡"按前文例，當云病在脊"。
[3]　三種五音與五行搭配類型：①（南方楚地楚人之學）東方木配徵、南方火配羽、西方金配商、北方水配角、中央土配宫。②（東方齊人學説）中央土配宫、東方木配角、南方火配羽、西方金配商、北方水配徵。③（西方秦人或三晋之學）東方木配角、南方火配徵、中央土配宫、西方金配商、北方水配羽。

爲可能與先秦時期諸子的不同學派有關[1]。放馬灘簡《日書》乙種中關於身體部位和疾病内容殘缺不全,從現存部分來看與《素問·金匱真言論》顯然是不同的。

二、十二律

放馬灘簡《日書》乙種有多篇涉及以十二律占,《秦簡牘合集(肆)》分别命名爲"黄鐘""貞在黄鐘""十二律吉凶""占黄鐘""陰陽鐘"。"黄鐘"篇將一晝夜分爲三個時段(平旦至日中、日中至日入、日入至晨)分别"投[2]中"十二律,從而對應三十六種禽獸(祟源),再詳細描繪這些禽獸的不同形象,最後叙述人"善病"的不同部位。該篇黄鐘和中吕各有一條缺文,現將時段、十二律、禽獸、善病等相關内容列表如表7-8。

表7-8 放馬灘簡《日書》乙種"黄鐘"篇重要元素對照表

簡號	時段	十二律	禽獸	善病
206	平旦至日中	黄鐘	鼠	心、腸
207	日中至日入	黄鐘	朐濡[3]	
209	旦至日中	大吕	牛	【風痹】[4]
210	日中至日入	大吕	蒙(兕)牛	要(腰)

---

[1] 晏昌貴:《從出土文獻看先秦諸子的五音配置》,《中原文化研究》2015年第3期,第86-90頁。

[2] 投:孫占宇指出古時有"投策""投鉤"的説法,猶今日擲骰子、抽籤(孫占宇:《放馬灘秦簡日書整理與研究》,西北師範大學博士學位論文,2008)。程少軒則指出放馬灘秦簡《鐘律式占》中頻繁出現的占卜術語"投",不應理解爲"投擲骰子"的"投",而應訓爲"取"(程少軒:《小議秦漢簡中訓"取"的"投"》,《中國文字學報》第七輯,商務印書館,2017,第169-174頁)。

[3] 朐濡:程少軒認爲當從原整理者釋作"胎濡",讀爲"胎燕",指蝙蝠(程少軒:《胎濡小考》,《中國文字研究》第十九輯,上海書店出版社,2014,第82-84頁)。

[4] 風痹:多指因感受風寒而引起的肢體疼痛或麻木的病症。

續 表

簡號	時 段	十二律	禽 獸	善 病
211	日入至晨	大吕	㹁牛	頸項
212	旦至日中	大(太)族	虎	中
213	日中至日入	大(太)族	【豹】	肩
214A+223	日入至晨	大(太)族	□	耳目閒
215	旦至日中	夾鐘	兔	要(腰)腹
216	日中至日入	夾鐘	□	心、腸
240	日入至晨	夾鐘	【狐】□	北(背)【應】(膺)瘇(腫)
218	旦至日中	姑洗	龍	【脅、鼻】
219	日中至日入	姑洗	蛇	【四體】[1]
220	日入至晨	姑洗	□	顔[2]
221	旦至日中	中吕	雉	要(腰)脾(髀)[3]
222	日中至日入	中吕	□	脅
224	旦至日中	㽔(蕤)賓	馬	右脾(髀)
225	日中至日入	㽔(蕤)賓	閒[4]	【項】
226	日入至晨	㽔(蕤)賓	□	中、腸
227	旦至日中	林鐘	羊	□【腸、目】
228	日中至日入	林鐘	猨	目、乳
229	日入至晨	林鐘	射(麝)	□足
230	旦至日中	夷則	王龜	心
231	日中至日入	夷則	鼉龜	要(腰)
232	日入至晨	夷則	黿龜	肩、腸
233 壹	旦至日中	南吕	雞	【匈】(胸)脅
234 壹	日中至日入	南吕	離(鷅)	
235 壹	日入至晨	南吕	赤鳥	心腹

[1] 四體：四肢。

[2] 顔：一説額頭，一説泛指臉面部。

[3] 程少軒認爲本篇"脾"多與"腰"連稱，皆當讀爲"髀"（程少軒：《放馬灘簡式占古佚書研究》，第108頁）。其説可從。

[4] 閒：像驢的獸。《集韻·魚韻》："閒，獸名。如驢，一角，歧蹄。"

續 表

簡號	時 段	十二律	禽 獸	善 病
236壹	旦至日中	毋(無)射	犬	攀中[1]
237壹	日中至日入	毋(無)射	□	要(腰)【脾】(髀)
208	日入至晨	毋(無)射	狐	腹腸、要(腰)脾(髀)
238	旦至日中	應(應)鐘	□	腹腸
239	日中至日入	應(應)鐘	【虞】[2]	風痹
217	日入至晨	應(應)鐘	谿(豀)	肩手

孫占宇認爲其中三十六禽或爲不同的鬼神,它們作祟會導致人體不同部位生病。卜者可據每個時段所"投中"的律名及病位查知祟源是何種鬼神,再進行相應的祭祀活動,以便被除疾病[3]。

"貞在黄鐘"篇主要講十二律各自兆象、祟源,以及占事之吉凶,有四例簡文涉及疾病預測:

1) 黄鐘,音殹。貞在黄鐘,天下清明,以視陶陽(唐)。啻(帝)乃誹(作)之,分其短長。比於宫聲,以爲音尚。久乃處之,十月再【周】,復其故所。其祟上君、$_{260}$先□。卜疾人三禺(遇)黄鐘死,卜事君吉。$_{261}$

2) 大吕,音殹。貞在大吕,陰陽溥(薄)氣,翼凡三□,居引其心。牝牡相求,徐得其音。後相得殹,【説】(悦)於黔首心。其祟大$_{262}$街、交原。卜【疾】人不死,取(娶)婦、嫁女吉。$_{267}$

3) 【夾鐘,憂殹】,□□殹,□【音】殹,疾殹。貞在夾鐘,之北之東,□□之南,皋陶出令,是以爲凶。室有病者,□□作□□,$_{266}$□【在項頸】,不見大患,乃見死人。其祟外君殹,□及□□□□

---

[1] 攀中:疑即引中,與北大漢簡《六博》簡36"病惡引中""病中相引"相似。《國語·晉語八》:"攀輦即利而舍。"韋昭注:"攀,引也。"
[2] 虞:即騶虞,古代神話中的仁獸。《説文·虍部》:"虞,騶虞也。"
[3] 孫占宇:《天水放馬灘秦簡集釋》,甘肅文化出版社,2013,第235頁。

4)【毋(無)射】,□【貞】在毋(無)射,禹以成略,溉(既)就溉(既)成。乃告民申辠(罪)人,在此憂心。貞身右(有)苛(疴)疵,憂心申(忡)申(忡),不可₂₇₉以告人。其【祟】□□犬主。卜毄(繫)囚不免。₃₁₁

按:例1)貞卜疾病時,三次貞得"黃鐘",則患者必將死亡。例2)貞卜疾病得"大吕",患者不至於死亡。例3)貞得"夾鐘",其中涉及疾病占測的文字較多,"室有病者",當指家中有病人。之後簡文有殘損,從"不見大患,乃見死人"來看,似乎是指病人病情不嚴重,但是突然暴斃而亡。例4)貞得"毋(無)射"則身患疾病,且憂心忡忡。

"十二律吉凶"篇將十二律分爲三類,詳細說明每一類所主事項之吉凶,其中也包括疾病:

5)【黃鐘】、大吕、姑先(洗)、中吕、林鐘皆曰:請謁得,有爲成,取(娶)婦女者吉,病者不死,毄(繫)囚者免。₂₅₇

6)大(太)族、夾(莢)賓、夷則、南吕皆曰:請謁【不得,有爲不】成,取(娶)婦嫁女不吉,疾人死,毄(繫)囚者不免。₂₅₈A+₃₇₁

7)夾鐘、毋(無)射、應(應)鐘皆曰:請謁難得,有爲難成,取(娶)婦嫁女可殹,疾人危,毄(繫)囚難出。₂₅₆

按:例5)中貞得"黃鐘"和"大吕"的疾病者都是不死,"大吕"與例2)的貞卜結果相同。例1)強調貞卜三次結果皆爲"黃鐘",才是死亡,例5)當是單次貞卜的結果,兩者并不矛盾。例7)中貞得"夾鐘"和"毋(無)射"的疾病患者都是病危,與例3)和例4)吻合。

"占黃鐘""陰陽鐘"兩篇各有一例簡文涉及疾病預測,皆以鐘律數之多少來占測疾病預後,數多病重,數少病愈,具體簡文如下。

8)投黃鐘以多,爲病益【篤】,市旅得,事君吉,毄(繫)者久。

以少,病有瘳,市旅折,事君不遂,居家者家毀。₂₄₂

9)☐【者】,占病益病,占獄訟益皋(罪),占行益久,占賈市益利,占憂益憂。少其數者,₃₆₀A₊₁₆₂B 占病有【瘳】,占【獄訟】益【輕】,占行益易,占賈市少【贏】。₂₉₇

按:例9)"者,占病益病"前有缺文,據文義可擬補爲"多其數"。"益病"與例8)"病益篤"義同,指疾病更加嚴重。十二律有其對應的數字,有大數也有小數,是通過"三分損益法"推演求得。放馬灘簡《日書》乙種載有十二律的大小數及其相生次序,至於具體推演方法已有多位學者發表過相關論文[1]。現將放馬灘簡《日書》乙種載有十二律的大小數列表如表7-9。

表7-9 放馬灘簡《日書》乙種所載十二律大小數對應表

十二律	小數	大數	十二律	小數	大數
黃鐘	81	177 147	大吕	76	165 888
大(太)族	72	157 464	夾鐘	68	147 456
姑洗	64	139 968	中吕	60	131 072
蕤(蕤)賓	57	124 416	林鐘	54	118 098
夷則	51	110 592	南吕	48	104 976 [2]
毋(無)射	45	98 304	應(應)鐘	42	93 312

[1] 參看:谷傑:《從放馬灘秦簡〈律書〉再論〈吕氏春秋〉生律次序》,《音樂研究》2005年第3期,第29-34頁;谷傑:《〈放馬灘簡〉與〈周禮注疏〉〈禮記正義〉中的"蕤賓重上"兼論十二律大陰陽説的早期形式》,《中國音樂》2010年第3期,第7-13頁;方建軍:《秦簡〈律書〉生律法再探》,《黃鐘(中國·武漢音樂學院學報)》2010年第4期,第133-137頁;程少軒:《放馬灘簡所見生律法補説》,《天津音樂學院學報》2011年第4期,第48-50頁。

[2] 放馬灘簡《日書》乙種簡203貳作"南吕十四萬四千九百七十六"。程少軒指出"十四萬"中的"四"爲衍文(程少軒:《放馬灘簡式占古佚書研究》,第56頁)。

十二律數是産生樂音的振動體的實際長度（有量綱的數），簡化爲無量綱的純數字。因爲律數、生律次序等數字容易與術數相比附，所以被先秦日者按占卜形式與目的湊集在一起。[1] 出土簡帛《日書》類文獻中通過音律占測疾病大多屬數術範疇，在古代傳世醫籍中亦有以音律來診斷和預測疾病的內容。中醫診斷講究望、聞、問、切四診合參，其中聞診就包括聞氣味和聽聲音。《素問·脈要精微論》云："聲合五音，色合五行，脈合陰陽。"《素問·五藏生成》云："五藏之象，可以類推。五藏相音[2]，可以意識。五色微診，可以目察。"《難經·六十一難》載："聞而知之者，聞其五音，以別其病。"表7-7列有五臟與五音的對應關係，醫者可以通過辨別五音推測五臟的病變。此外，中醫學用來預測疾病的五運六氣學說中，用以推算主運的"五音建運"和"太少兩感"皆涉及音律[3]。

---

[1] 戴念祖：《秦簡〈律書〉的樂律與占卜》，《文物》2002年第1期，第79-83頁。

[2] 五藏相音：森立之按"相與之古音甚相近。'相音'或'之音'訛，則與'五藏之象'正相切對。"

[3] 五運六氣學說中的主運是指分別主治一年五季的五運之氣。五運配五季，爲運季，每運季順序（木→火→土→金→水）和主管時間（七十三日〇五刻）均固定。主運雖年年如此，固定不變，但主運五步却有太過和不及的變化。爲了演算此五運之盛衰，古人以"五音建運""太少相生""五步推運"的方法演算。宮爲土音，建於土運，在十干爲甲己；商爲金音，建於金運，在十干爲乙庚；角爲木音，建於木運，在十干爲丁壬；徵爲火音，建於火運，在十干爲戊癸；羽爲水音，建于水運，在十干爲丙辛。五音建運是指初運木爲角，二運火爲徵，三運土爲宮，四運金爲商，五運水爲羽。由於十干有陰陽之別，甲、丙、戊、庚、壬爲陽，乙、丁、己、辛、癸爲陰。若爲陽干則屬"太"，陰干則屬"少"。太爲太過，少爲不足。因此甲—太宮，乙—少商，丙—太羽，丁—少角，戊—太徵，己—少宮，庚—太商，辛—少羽，壬—太角，癸—少徵。太少相生，就是建於五運之上的五音之太、少，按照五行關係而發生的相應變化，情況有兩種：① 太角→少徵→太宮→少商→太羽。② 少角→太徵→少宮→太商→少羽。屬於第Ⅰ種情況的年天干爲壬、癸、甲、乙、丙；屬於第Ⅱ種情況的年天干爲丁、戊、己、庚、辛。

第三節　星　宿

古人將黄道和天球赤道附近一周天的恒星劃分成二十八宿,其劃分及命名則經歷了漫長的過程。古人以二十八宿作爲觀測日、月、五星運行位置的"坐標",例如《吕氏春秋·十二紀》以日運行至二十八宿中的不同位置來確定四季和十二月。古人認爲"天垂象,見吉凶",故將日、月、五星行經二十八宿時的情況,用來預測農業收成、國家政事、人事吉凶等。

周家臺秦簡《日書》中有一幅由 26 枚竹簡(簡 156~181)拼合的綫圖(圖 7-2)。由兩個大小不等的同心圓構成,在大圓外側的上、

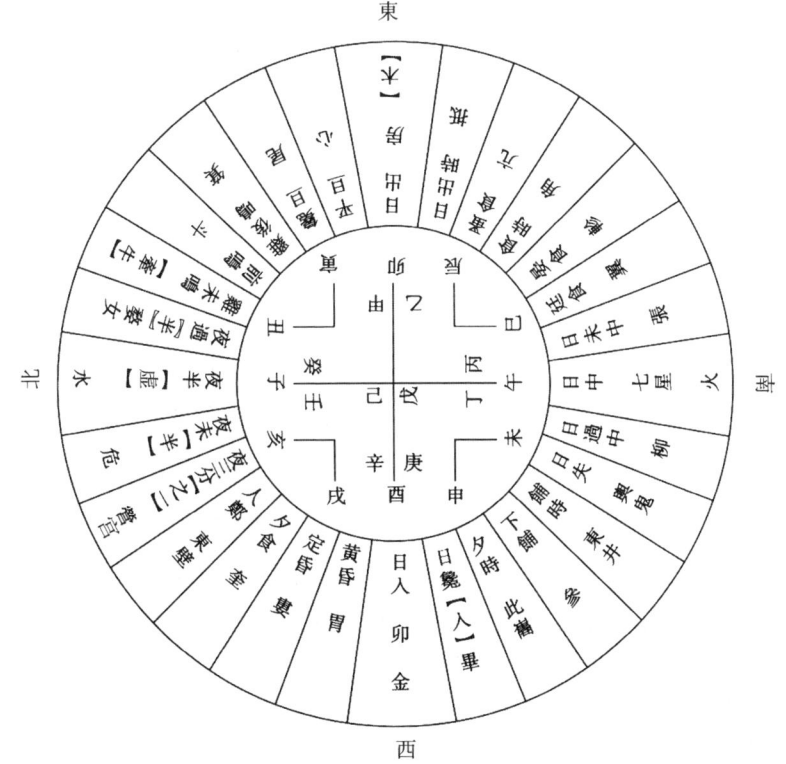

圖 7-2　周家臺秦簡"二十八宿占"綫圖[1]

---

[1]　陳偉:《秦簡牘合集(叁)》,第 21 頁。

下、左、右,分别標以東西北南,標示四方。小圓裏面是"㠭"形圖,圖上標有天干地支。在大小圓之間的圓環部分被分成 28 欄,由内向外書寫文字。

從内容上看,可以分爲内中外三圈:内圈記有二十八個時稱,中圈列有二十八宿名,外圈在上、下、左、右四個方位標有木、金、水、火。二十八星宿實際的距離是不均等的,彭錦華等認爲二十八個時稱是用來對應綫圖中的二十八宿,也不具有等分一日時間的效用[1]。圖 7-2 是一幅式圖,包含四方、五行、十天干、十二地支、二十八宿等元素。圖中十二地支和二十八時稱是順時針方向旋轉,二十八宿是逆時針方向旋轉。劉樂賢認爲《日書》中的星宿不可理解爲實際天體,而是日者們手中的一套符號。二十八宿可能表示時間,也可能表示方位[2]。周家臺秦簡 243~244 被認爲是"二十八宿占"的操作説明及篇名:

> 求斗术曰:以廷子爲平旦而左行,毄(數)東方平旦以雜之,得其時宿,即斗所乘也。₂₄₃
> 此正月平旦毄(繫)申者,此直引也。今此十二月子日皆爲平宿右行。·毄(繫)行。₂₄₄[3]

按:"繫行"二字前有着重號"·",原整理者認爲其篇名爲"繫行",即《漢書·藝文志》兵陰陽家所説"斗擊"。原整理者注:"廷,此處意爲正值。"彭錦華等認爲"廷"可讀爲"停","廷子"意謂以綫圖"干支坐標"的"子"位爲轉動的初始位置[4]。黄儒宣則認爲"廷"應指圖中央所繪的"日廷圖",還指出具體的操作方法是:以日廷圖的地支爲平旦,左行順時針方向運轉,數到東方平旦以循環一周,得出的時稱、星宿,即是北

---

[1] 彭錦華、劉國勝:《沙市周家臺秦墓出土綫圖初探》,《簡帛研究》,廣西師範大學出版社,2001,第 241-250 頁。
[2] 劉樂賢:《睡虎地秦簡日書研究》,第 114 頁。
[3] 陳偉:《秦簡牘合集(叁)》,第 26 頁。
[4] 彭錦華、劉國勝:《沙市周家臺秦墓出土綫圖初探》,第 241-250 頁。

斗所乘。每月平旦的地支參考簡244"此正月平旦繫申者",可知是從正月平旦擊申開始,依序爲二月平旦擊酉,三月平旦擊戌,四月平旦擊亥,五月平旦擊子,六月平旦擊丑,七月平旦擊寅,八月平旦擊卯,九月平旦擊辰,十月平旦擊巳,十一月平旦擊午,十二月平旦擊未。干支每日的運行規律可以參考周家臺秦簡《日書》簡135~136貳所載的次序:辰、乙、卯、甲、寅、丑、癸、子、壬、亥、戌、辛、酉、庚、申、未、丁、午、丙、巳。簡135~136貳只有八天干與十二地支,這是由於"戊、己"屬土,土寄四位的緣故。如果將寄在四維的"戊、己"排入每日運行序列,就能與二十八時稱、星宿相配。又根據簡244"宿右行"的規定,繪在同一欄的時稱、星宿是以右行逆時針方向旋轉,如此便能推演十二月份,干支對應的時稱。黃儒宣在其文中列出了十二月干支對應的時稱,并舉例說明:正月申日對應的時稱爲平旦,而圖7-2中平旦對應的星宿是心宿[1]。根據對應的星宿,再從占辭中找到占測事項對應的結果。周家臺秦簡《日書》簡187~242列有二十八宿占辭,涉及各種人事占測,現將疾病占測的內容列表如表7-10。

表7-10　周家臺秦簡《日書》所見斗柄宿位與占病者對照表

四方	斗柄宿位	占病者	四方	斗柄宿位	占病者
東方	斗乘角	已	西方	斗乘奎	勮(劇)
	斗乘亢	篤		斗乘婁	篤
	斗乘抵(氐)	篤		斗乘胃	未已
	斗乘房	少可[2]		斗乘昴(卯)	少可
	斗乘心	少可		斗乘畢	篤,不死
	斗乘尾	已		斗乘此(觜)觽	已
	斗乘箕	篤		斗乘參	□

[1]　黃儒宣:《式圖與式盤》,《考古》2015年第1期,第92-102頁。
[2]　少可:即(疾病)稍愈。"可"字原缺,據上下文例補。

續　表

四方	斗柄宿位	占病者	四方	斗柄宿位	占病者
北方	斗乘斗	篤	南方	斗乘東井	篤
	斗乘牽牛	死		斗乘輿鬼	死
	斗乘婺女	篤		斗乘柳	□
	斗乘虚	已		斗乘七星	已
	斗乘危	篤		斗乘張	篤
	斗乘營室	少可		斗乘翼	有瘳
	斗乘東壁	已		斗乘軫	已

二十八宿占病之吉凶似無規律可循，但同一星宿占測同類事項，其結果是一致的。例如，"斗乘抵（氐）""斗乘婺女"皆言"門有客，所言者憂病事也"，其占病結果都是"篤"。值得一提的是，"斗乘柳"也有"門有客，所言者憂病事也"，其占病結果有缺文，缺一個字。本篇疾病占測結果只有一個字的有：已、篤、勵、死。既然擔憂病事，顯然不會病已，也不會是死亡，只可能是病重，當補"篤"或"勵"字。睡虎地秦簡《日書》甲種"星"篇也是二十八宿占，占測事項與本篇有所不同，其中没有關於疾病的占測。

《大方等大集經》[1]卷四十二有以二十八宿直日進行占測。《大方等大集經·日藏分中星宿品第八之二》載："月合諸星起昴終胃，月行宿訖一月將滿，八月黑初月合在胃，如是次第輪轉不息。""八月黑初"，指印度古代曆法的八月一日。《大方等大集經》中朔望月系

---

[1]《大方等大集經》：是大乘佛經彙集之作，完成年代説法不一。卷四十二是隋朝那連提耶舍翻譯的。不僅中國有二十八宿，巴比倫、印度和阿拉伯也有，具體内容略有不同，有不少學者認爲二十八宿體系應當同出一源。至於究竟起源於哪一國，可謂衆説紛紜，莫衷一是。

統的計量方式是由望日至望日爲一月的。印度古代曆法將一個月分成黑月和白月,從滿月到晦稱"黑月",從新月到滿月稱"白月"。因此黑月在前,白月在後。但是并非整個印度地區統一此一種規則,而是印度北部行用黑前白後,南印度行用白前黑後[1]。二十八宿起於昴宿,終於胃宿,八月一日則是胃宿直日,二十八宿依次輪值。

《大方等大集經》卷四十二列有一年十二個月的黑月和白月,每日對應的二十八宿。大多是一日對應一個星宿,其中也有特殊情況,即一日雙宿合直。每日根據直日的星宿進行占測,其中有涉及疾病預測。一般先云某一星宿日得病,通過祭祀,最後預測病愈的時間,例如"昴宿……其日得病,酪飯祭之,四日除愈"。有的星宿直日先言病期,再經過祭祀病愈,如"女宿七日用事,其日得病,經十二月,石蜜及華祭於山神,乃得除愈"。有的星宿直日疾病預後差,如"柳宿……其日病者不可療治"。《大方等大集經》卷四十二以二十八宿預測病愈時間,其側重點主要是如何通過祭祀來禳解疾病,而周家臺秦簡《日書》"繫行"篇主要是占測疾病預後。

---

[1] 李輝:《漢譯佛經中的宿曜術研究》,上海交通大學博士學位論文,2011。

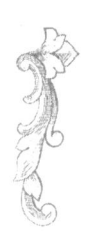

第八章
龜卜筮占與疾病預測

李零推測約5300—3500年前有過一段專用動物肩胛骨占卜的時期。到了商代發展出龜卜,并且用龜逐漸多於骨。筮占(揲蓍法)比骨卜出現要晚,而與龜卜約略同時,都是從商代就已存在[1]。容肇祖認爲周代承殷之後,用龜的占卜,仍是通行。而當時另有用蓍的一種筮法,和他相副。蓍筮在殷無可考,疑當初是少數民族的占卜,到周勝殷,遂變易而興盛[2]。殷商之後,骨卜逐漸被淘汰。"卜"在春秋戰國以後的史籍中大多指龜卜,例如《左傳》有"筮短龜長"之説(僖公十五年,前645),《史記》有"龜策列傳",《漢書·藝文志·數術略》有"蓍龜"類。

從出土的甲骨文來看,殷商時期常以甲骨卜問疾病,其中就有占測疾病預後,例如"甲子卜,㱿貞:疾役不征[3]"(《甲骨文合集》13658),"戊辰卜,出貞:王疾首,亡征"(《甲骨文合集》24956)。春秋戰國之際,雖然醫巫分家,但是人們依然通過卜筮來占測疾病的病因(祟源)和預後。例如,《左傳·文公十八年》載:"十八年春,齊侯戒師期,而有疾。醫曰'不及秋,將死'。公聞之,卜,曰'尚無及期'。惠伯令龜。卜楚丘占之,曰'齊侯不及期,非疾也。君亦不聞。令龜有

---

[1] 李零:《中國方術正考》,中華書局,2006,第185、198頁。
[2] 容肇祖:《占卜的源流》,海豚出版社,2010,第9頁。
[3] 征:同"延",指(病情)遷延。

咎'。二月丁丑,公薨。"又如,《吕氏春秋·盡數》謂:"今世上[1]卜筮禱祠,故疾病愈來。"

出土戰國卜筮祭禱簡中有不少關於疾病占卜內容,涉及疾病貞問的主要有望山楚簡、天星觀楚簡、秦家咀楚簡、包山楚簡、葛陵新蔡楚簡等。在已公布的戰國卜筮祭禱簡中,包山楚簡保存較好,簡文較爲完整。李零認爲包山楚簡"占卜"類簡文記有卦爻的是策,不記卦爻的是龜。龜卜的用具名稱有寶家(家)、訓蓏、長惻(則)、少寶、彤筓、長霝(靈)、駁霝(靈)。策的用具名稱有央筓、丞惪(德)、共命[2]。彭浩則認爲戰國卜筮簡中貞卜用具名稱含有"靈"字當指龜屬,含有"家"字爲筮具。簡文中還有一些卜筮用具的名稱,如共命、丞惪、長惻等。從名稱看,它們可能不是蓍草,也不是龜類,很有可能是用作筮具的其他物品[3]。

第一節　龜　卜

龜甲在占卜之前需要加工整治,其程序主要有:去皮、剔肉、切割、鉆鑿。占卜時對龜甲背面鉆鑿過的部位進行燙灼,由於該部位變薄,受熱後發生爆裂,龜甲正面按一定方向呈現出裂紋,就得到卜兆。占卜時貞人需要念祝辭。例如,《史記·龜策列傳》記載:"卜占病者祝曰'今某病困。死,首上開,內外交駭,身節折;不死,首仰足肣'。卜病者祟曰:'今病有祟無呈,無祟有呈。兆有中祟有內,外祟有外。'"龜卜判斷吉凶的依據主要是卜兆,至於兆象如何區分吉凶,主要是根據卜書作出判斷,可惜此類卜書已失傳。雖然《史記·龜策列

---

[1] 上:尚也。
[2] 李零:《中國方術正考》,第 222–223 頁。
[3] 彭浩:《包山二號楚墓〈卜筮祭禱〉竹簡的初步研究》,載《楚文化研究論集》第二集,湖北人民出版社,1991,第 325–347 頁。

傳》略有記載，但其中術語的確切涵義今人已不可知，只能予以推測[1]。

現將包山楚簡中龜卜貞問疾病的簡文（占卜用具無爭議者），兹舉二例：

1) 大司馬悼愲逄（將）楚邦之帀（師）徒以救郙之截（歲）習（荊）尿（夷）之月己卯之日，觀繃以長霝（靈）爲左尹舵貞：既腹心疾，以上悥（氣），不甘飤（食），舊（久）不痘（瘥），尚速痘（瘥），$_{242}$毋又（有）祟（祟）。占之：恒貞吉，病遲痘（瘥）。以其故敚（説）之。$_{243}$

2) 大司馬悼愲逄（將）楚邦之帀（師）徒以救郙之截（歲）習（荊）尿（夷）之月己卯之日，畱（許）吉以駁霝（靈）爲左尹舵貞：既腹心疾，以上悥（氣），不甘飤（食），舊（久）不痘（瘥），尚速痘（瘥），毋又（有）祟（祟）。占之：恒貞吉，病又（有）癜，以$_{247}$其故敚（説）之。$_{248}$

按：包山楚簡以事記年，簡文"大司馬悼愲將楚邦之師徒以救郙之歲"相當於公元前316年。"荊夷"，即楚四月。"恒貞吉"是慣用語。例1)"病遲瘥"之"遲"，劉釗認爲應讀爲"遲"[2]。例2)"有癜"，李零認爲指病情惡化[3]。

包山M2墓主人疾病貞問主要集中在公元前317和前316這兩年。從卜筮簡文來看，主要是患有心腹之疾，疾病初期的症狀表現是呼吸困難（"少氣""上氣"）和食欲不振（"不内食""不甘食"），到了晚期出現足腫（"瘇"）。初始階段疾病的占測結果是預後良好（"少

---

[1] 李零對《史記·龜策列傳》兆象之吉凶判斷作了推測，可參看《中國方術正考》，第196-197頁。
[2] 劉釗：《釋"價"及相關諸字》，《中國文字》第28期，藝文印書館，2002，第128-130頁。
[3] 李零：《中國方術正考》，第226頁。

未已""良瘥""速瘥"),後期預後較差("難瘥""遞瘥""有瘽")。例1)和例2)都是後期的疾病貞問,卜筮簡的格式包括前辭、命辭及占辭。前辭記錄了占卜的時間,貞人名以及占卜工具名稱;命辭記錄問的事項,即例文中"貞"之後,"占"之前的文字;占辭是對照卜書作出的吉凶判斷,即例文中"占"之後的文字。"以其故説之",是指將占辭所説之事向鬼神祝説。

第二節　筮　占

筮占大多以蓍草或算籌爲占卜工具,通過演算得到數字組合,再轉化爲卦象,最後對照占辭以卜問吉凶。戰國卜筮簡中有筮占的實例,簡帛中還有諸多筮占專篇,例如《周易》(上博藏楚竹書、馬王堆帛書、阜陽漢簡)、《筮法》(清華簡)、《别卦》(清華簡)、《歸藏》(王家臺秦簡)、《禹九策》(北大秦簡)、《荆決》(北大漢簡)。其中《别卦》只記載卦象和卦名,《歸藏》有些簡殘缺較甚,現存簡文無直接涉醫内容。其餘筮占專篇或多或少都有占測疾病的内容。

一、數字卦

在一些商周時期古器物的銘文和戰國楚簡中,都出現由數字組成的符號,學界稱之爲"數字卦"。至於"數字卦"如何筮占和解卦,以及與《周易》卦的關係歷來聚訟紛紜,莫衷一是。而清華簡《筮法》的發現,爲"數字卦"的研究提供了新的材料和綫索。由於去古久遠,目前學界對於筮數演算方法的復原,主要參考了《周易·繫辭上》的一段文字:

大衍之數五十,其用四十九。分而爲二以象兩,掛一以象三,揲之以四以象四時,歸奇於扐以象閏。五歲再閏,故再扐而後掛。天數五,地數五,五位相得而各有合。天數二十有五,地數三十,凡天地之數五十有五。此所以成變化而行鬼神也。

對於這段文字有不同的理解,程浩認爲"大衍之數五十"後有脱文,原文實爲"大衍之數五十五"[1]。賈連翔認爲"掛一"可以理解爲拿出一捆蓍草,"分二""掛一"實際上是將四十九根蓍草隨機分成三捆[2]。劉彬根據1993年王家臺M15出土的《歸藏》和有六十支算籌的竹筒,推測古人是以不多於六十根算籌(或蓍草)進行筮占,於是使用五十六或五十七或五十八根蓍草進行演算[3]。簡而言之,"數字卦"的演算方法學界仍具有爭議,具體推求步驟可以參考上述三文,本書不復贅述。

《筮法》的卦象中共出現六種爻,最常見的是"一"和"ハ"。另有"⌒""✕""八""ㄢ"四種爻,分別代表數字四、五、八、九。廖名春、馬楠等皆認爲"一"爲"七","ハ"爲"六"[4]。依據之一是《筮法》第二十八節"地支與爻"的對應關係:子午對應九、丑未對應八、寅申對應"一",卯酉對應"ハ",辰戌對應五,已亥對四。參照本書第七章第一節表7-2中地支與數字的對應關係,"一"爲"七","ハ"爲"六"當無疑問。

廖名春對《筮法》中卦爻予以統計,發現"一"和"ハ"出現的頻率遠高於四、五、八、九這四個數字,并指出四、五、八、九的出現高度集中於幾卦之中。故推測"一"和"ハ"可能相當於陽爻和陰爻,只是在特

---

[1] 程浩:《〈筮法〉占法與"大衍之數"》,《深圳大學學報(人文社會科學版)》2014年第1期,第62-64頁。

[2] 賈連翔:《清華簡〈筮法〉與楚地數字卦演算方法的推求》,《深圳大學學報(人文社會科學版)》2014年第3期,第57-60頁。

[3] 劉彬:《清華簡〈筮法〉的三種可能演算》,《周易研究》2014年第4期,第24-28頁。

[4] 廖名春:《清華簡〈筮法〉篇與〈説卦傳〉》,《文物》2013年第8期,第70-72頁;馬楠:《清華簡〈筮法〉二題》,《深圳大學學報(人文社會科學版)》2014年第1期,第64-65頁。

殊的情況下,才將四、五、八、九照樣寫出[1]。根據程浩、賈連翔、劉彬等演算,他們獲得的數字皆爲四、五、六、七、八、九,各個數字出現概率不均等,其中六和七的概率偏高。在《筮法》第二十九節"爻象"中只有四、五、八、九,似乎也説明這四個數字與"一"和"∧"有別。至於"一"和"∧"是否爲陽爻和陰爻的符號尚有待確考。

在清華簡《筮法》中,每個"數字卦"由十二個爻構成,但不是《左傳》《國語》中六爻卦的本卦和之卦的關係。因《筮法》第二十節有"四位表",故學界大多認爲《筮法》中的"數字卦"是由四個三爻卦組成的"四位卦",分別是右下卦、右上卦、左下卦、左上卦。"四位卦"的具體解卦方法,目前尚未完全弄清,但已有學者進行探討,本書不展開討論[2]。

《筮法》將占筮事項分爲十七類,稱之爲"十七命",其中第一節"死生"、第十節"瘳"、第十八節"志事"中都有涉及疾病占測,具體簡文如下:

1) 六虛(虛),亓(其)瘧(病)哭死。(第一節"死生")

2) 筮(筮)疾者,弌(一)卦(卦)亢之,乃曰酒(將)死。(第一節"死生")

3) 凸(凡)瘳,見述日、上毀,瘳。(第十節"瘳")

4) 凸(凡)筮(筮)志事,而見堂(當)日奴(如)堂(當)唇(辰),乃曰迷(速),疾亦然。五日爲來(來)乃中异(期)。(第十八節"志事")

按:例1)整理者引《周易·繫辭下》"周流六虛",王弼注:"六

---

[1] 廖名春:《清華簡〈筮法〉篇與〈説卦傳〉》,第70-72頁。
[2] 參見程浩:《略論〈筮法〉的解卦原則》,載《出土文獻》第四輯,中西書局,2013,第105-107頁;王化平、周燕:《萬物皆有數:數字卦與先秦易筮研究》,人民出版社,2015,第174-184頁;賈連翔:《出土數字卦文獻輯釋》,中西書局,2020,第263-365頁。

虛,六位也。"認爲本卦例左右六爻之位均有陽爻,故云"六虛"。王化平指出所謂"虛"是指左或右邊兩組卦中,某個位置被筮數占據,從占例來看,《筮法》雖不用六爻卦,在背後却隱含有六爻卦的理念[1]。"其病哭死",似指疾病患者預後差,爲死證。例2)整理者指出本卦例右下坤、左上乾本相匹配,而被同一艮卦遮蔽。《廣雅·釋詁二》:"亢,遮也。"對疾病進行筮占,得此卦提示將要死亡。

例3)"瘳",是關於病愈的占卜。《周禮·春官·大卜》載:"以邦事作龜之八命……八曰瘳。"鄭玄注:"瘳謂疾瘳不也。""述",整理者讀爲"術",賈連翔認爲按楚文字用字習慣常通"遂"[2]。"述日",即占筮之日,與例4)"當日"意同。整理者指出本卦例上爲兑少女、巽長女,卦象相似,不能男女相配,或即"上毁"之義。

例4)整理者注:"志事"指欲達成之事。"見當日如當辰"指卦象中出現與筮日干支相當之卦,"當日"指天干,"當辰"指地支。《筮法》第二十五節規定了"天干與卦"的對應關係,第二十七節規定了地支與卦的對應關係(詳見表8-1)。筮占志事時卦象與該日干支相應,是志事將速得。筮占疾病時,則爲速瘥。賈連翔認爲"五日爲來乃中期"的意思是若出現第二日至第五日這一期間某日干支相當的卦,則稱"中期"。隱含內容則還包括,除此之外的卦象皆稱"遲"[3]。

表8-1 《筮法》所見天干地支與卦象對照表

卦象	卦名	天干	地支
☰	乾	甲壬	
☷	坤	乙癸	

---

[1] 王化平:《讀清華簡〈筮法〉隨札》,《周易研究》2014年第3期,第71-76頁。

[2] 賈連翔:《出土數字卦文獻輯釋》,第224頁。

[3] 賈連翔:《出土數字卦文獻輯釋》,第257頁。

續表

卦象	卦名	天干	地支
☶	艮	丙	辰戌
☱	兌	丁	巳亥
☵	勞	戊	寅申
☲	離	己	卯酉
☳	震	庚	子午
☴	巽	辛	丑未

　　天星觀楚簡、包山楚簡、新蔡葛陵楚簡等戰國卜筮簡中有許多"數字卦"的實際筮占的記録,涉及疾病占卜的數字卦中,内容比較完整的當屬包山楚簡,兹舉二例：

　　5) 大司馬悼愲遟（將）楚邦之帀（師）徒以救郙之戢（歲）習（荆）尿（夷）之月己卯之日,陳乙以共命爲左【尹】佗貞：既腹心疾,以上慼（氣）,不甘歓（食）,尚速瘥（瘥）,毋又（有）祟（祟）。▨。占之：恒貞吉,疾$_{239}$弁（變）,又（有）癘,遞瘥（瘥）。$_{240}$

　　6) 大司馬悼愲遟（將）楚邦之帀（師）徒以救郙之戢（歲）習（荆）尿（夷）之月己卯之日,五生以丞惪以爲左尹佗貞：既腹心疾,以上慼（氣）,不甘歓（食）,舊（久）不瘥（瘥）,尚速瘥（瘥）,毋又（有）祟（祟）。▨。占之：恒貞吉,疾弁（變）,病突。$_{245}$

　　按：以上兩例簡文中關於筮占的歲、月、日記載詳細,是同一日兩次筮占記録。所得之卦畫皆是左右各六爻。從例6) 的卦可以看出"六"和"八"的寫法明顯不同,"八"中間是有空隙的。包山楚簡原整理者在釋文中將卦象的"六""八"爻象作了區分,但在注釋中則轉寫爲陰陽爻,認爲是兩個六爻卦,屬《周易》六十四卦中的兩卦。例5)爲頤卦和無妄卦,例6)爲恒卦和需卦[1]。《楚地出土戰國簡册[十四種]》一書對包山楚簡重新整理時,爻象不區分"六"和"八",徑作陰爻"— —"。本書引用卦象時,仍保留原簡圖版。程浩認爲"六"和"八"作區別處理很有可能是遵照了《筮法》中以"八"爲"惡爻"的原則。在一些卦例中九、八、五、四等數被稱爲"惡爻",會使卦象由吉轉凶。清華簡《筮法》第二十六節"祟"就是專門講在三畫卦中出現了這些數字會有哪些危害[2]。例5)和例6)中兩例卦當是數字卦,雖無解卦過程說明,但在卦象之後附有占辭,即對筮占結果的吉凶判斷。例5)"瘨",劉釗認爲該字所從的就是"賣"或"價"字,應讀爲"篤",是病勢沉重之意[3]。陳偉認爲應讀爲"續"字,爲延續之義,可能表達的意思是病情持續[4]。"疾弁(變),又(有)瘨,遞疸(瘥)",意謂病情有變化,遷延難愈,但預後尚可,逐漸病愈。例6)"病窔",指疾病加重。《說文‧穴部》:"窔,窔窔,深也。"

二、《周易》卦

《周易》原是占筮之書,傳統觀點認爲是周文王所作,自清以降,此觀點遭到質疑。《周易》的作者和成書年代尚無定論,大多學者認爲《周易》古經非一時一人所作。出土簡帛中,上博藏楚竹書、馬王堆帛書和阜陽漢簡中都有《周易》。

上博藏楚竹書《周易》是現存最早的一部,但是六十四卦并

---

[1] 湖北省荆沙鐵路考古隊:《包山楚墓》,文物出版社,1991,上册第368、390頁。

[2] 程浩:《清華簡〈筮法〉與周代占筮系統》,《周易研究》2013年第6期,第11-16頁。

[3] 劉釗:《釋"價"及相關諸字》,第128-130頁。

[4] 陳偉:《讀新蔡簡札記(四則)》,載《曾憲通教授七十壽慶論文集》,中山大學出版社,2006,第81-82頁。

不完整,且無《易傳》的内容。在形式上有三種表示方法,分別是卦畫、文字與符號。卦畫由兩個分別獨立的經卦組合而成別卦,以"—"表示陽爻,"八"表示陰爻。文字部分包括卦名、爻位(或稱"爻名""爻題")、爻辭等。其用字、用辭、用句與帛書本、通行本有所不同。符號是一組失佚了二千餘年的易學符號,由匚、■單獨或組合來表示,兼以紅、黑兩色,符號的形式只有六種。

馬王堆帛書《周易》既有經,又有傳。每卦均有卦圖,卦名多用假借字。與通行本相比,最大的差異是卦序之不同。通行本卦序需要有《序卦傳》來說明,帛書本卦序則有規律可循。其排列次序以鍵(乾)、根(艮)、贛(坎)、辰(震)、川(坤)、奪(兑)、羅(離)、筭(巽)爲上卦,以鍵、川、根、奪、贛、羅、辰、筭爲下卦,以上卦的每一卦分別與下卦的八卦組合形成六十四卦[1]。每組以上卦和下卦相同的組合卦居首。

阜陽漢簡《周易》殘破較甚,也無《易傳》的内容。經文部分多爲殘章斷句,與通行本最顯著的區別是在卦、爻辭之後,保存了許多卜問具體事項(涉及病情、婚嫁、生子等)的卜辭。從殘簡排比,可推知其書寫格式爲每一卦的卦畫寫在簡的上端,下空一個字格間距再寫卦名,然後寫卦辭、卜辭,再寫爻題、爻辭和卜辭[2]。

《周易》經文本身就有許多涉醫内容,例如咸卦和艮卦的爻辭多取象於人體的部位。有的卦象之爻辭有占測疾病的事項,現將出土簡帛和通行本《周易》中涉及疾病預測的内容,列表如表8-2。

---

[1] 傅舉有、陳松長:《馬王堆漢墓文物》,湖南出版社,1992,第11頁。
[2] 韓自强:《阜陽漢簡〈周易〉研究》,上海古籍出版社,2004,第45-46頁。

表 8-2　出土簡帛和通行本《周易》所見疾病預測對照表[1]

卦象	通行本	上博簡	馬王堆帛書
䷠	遯：亨，小利貞……九三：係遯，有疾厲	脜(遯)▣[2]：卿(亨)，少(小)利貞……九晶(三)：係脜(遯)，又(有)疾礪(厲)₃₀	掾(遯)，亨，小利貞……九三，爲掾(遯)，有疾厲(厲)₃
䷘	无妄：元亨，利貞。其匪正有眚，不利有攸往……九五：无妄之疾，勿藥有喜	亡(无)忘：元卿(亨)利貞。亓(其)非遠(復)又(有)褃(眚)，不利又(有)卣(攸)迬(往)₂₀……九五：亡(无)忘又(有)疾，勿藥又(有)菜[3]₂₁	无孟(妄)，元亨，利貞。非正有省(眚)，不利有攸往……九五，无孟(妄)之疾，勿藥，有喜₈
䷨	損：有孚，元吉，无咎，可貞，利有攸往。曷之用？二簋可用享……六四：損其疾，使遄有喜，无咎		損，有復(孚)，元吉，無咎，可貞，【利】有攸往，禽(曷)之用，二巧(簋)可用芳(享)₁₃……六四，損亓(其)疾，事(使)端(遄)有喜，无咎₁₄
䷖	豫：利建侯行師……六五，貞疾，恒不死	夝(豫)▣：利建厌(侯)行帀(師)……六五：₁₄貞疾，丕(恒)不死₁₅	餘(豫)，利建矦、行師……六五，貞疾，恒不死₃₄
䷶	豐：亨，王假之；勿憂，宜日中……六二：豐其蔀，日中見斗[4]，往得疑疾，有孚發若，吉		豐，亨，王叚(假)之，勿憂，宜日中……六二，豐其剖(蔀)，日中見斗，往得乎(疑)【疾】，有復(孚)洫若₄₁

---

[1]《周易》每卦卦辭總括一卦之吉凶，爻辭則描述一卦所寓示之大情勢下的小情勢之發展趨勢。雖然涉及疾病預測的內容大多是爻辭，爲了解該卦整體之吉凶，故將卦辭也一并列入。

[2] ▣：此符號中間▣爲紅色。

[3] 整理者注：勿藥有菜，意有疾不一定用藥攻，用菜也可治愈。

[4] 豐其蔀，日中見斗：疑指發生日食，在正午時分看見星宿。

續表

卦象	通行本	上博簡	馬王堆帛書
䷹	兑：亨，利貞…… 九四：商兑未寧， 介[1]疾有喜		奪（兑），亨，小利貞……九四，章（商）奪（兑）未寧，【介】疾有喜$_{56}$
䷱	鼎：元吉，亨…… 九二：鼎有實；我仇[2]有疾，不我能即，吉		【鼎，元吉，亨】……九二，鼎有實，我裁（仇）有疾，不我能節（即），吉$_{80}$

《周易》中涉及占測疾病的經文，大多言辭簡略。有的是預測疾病的發生，例如遯卦之九三爻"有疾"和鼎卦之九二爻"我仇有疾"；有的是預測疾病的轉歸，例如无妄卦之九五爻"无妄之疾，勿藥有喜"和豫卦六二爻"貞疾，恒不死"。

阜陽漢簡《周易》破損嚴重，故表8－2只列通行本、上博楚簡本和馬王堆帛書本。與其他版本不同的是阜陽漢簡《周易》中還有卜問具體事項的卜辭。其中就有許多"卜病者"的殘簡，主要是卜問疾病的預後，其卜問結果大致分爲"死"或"不死"兩類，例如：

大過卦：卜病者，不死。$_{138}$

大過卦：（九二）卜病者，不死。$_{142}$

□病者不死$_{347}$

卜病者不死$_{349}$

卜病者不死$_{365}$

乃吉病不死$_{368}$

---

[1] 高亨注：介疑借爲疥（高亨：《周易古經今注》，中華書局，1984，第333頁）。

[2] 仇：配偶。

□病者死$_{350}$

卜病者死$_{351}$

卜病者死$_{356}$

病者不死$_{358}$[1]

有的涉及預測時間,例如:

卜病冬死$_{357}$

難出病冬不死$_{355}$

卜病冬不死$_{361}$

冬必再病冬起復病$_{346}$[2]

有的涉及具體疾病,例如:

同人卦:(九三)卜病者,不死乃瘁(癃)。$_{58}$

□病者病足$_{364}$[3]

雖然有的簡文殘缺不全,但是仍然能從殘文中看出,古人通過《周易》占測疾病時,也考慮到個人體質之強弱對疾病預後的影響。例如:

者死壯者不$_{369}$

唯不病而非重厚之士死$_{348}$[4]

後世談及醫學與《周易》的關係或稱"醫易同源",或稱"醫源於易""醫通於易",大多是從哲學的角度加以闡述,例如天人合一、陰陽太極、取象比類等。這是因爲《周易》從卜筮到哲理化的過程中,其迷信色彩不斷淡化,哲理成分不斷增強。

---

[1] 韓自強:《阜陽漢簡〈周易〉研究》,第61、75頁。
[2] 韓自強:《阜陽漢簡〈周易〉研究》,第75頁。
[3] 韓自強:《阜陽漢簡〈周易〉研究》,第52-53、75頁。
[4] 韓自強:《阜陽漢簡〈周易〉研究》,第75頁。

三、《荆决》

北大漢簡《荆决》現存竹簡 39 枚,綴合後爲 33 枚,估計還有 2 枚簡缺佚。原有篇題"荆决","荆"即楚,"决"同"訣",內容是講楚地筮占的要訣。簡 1~3 說明其成卦的具體操作方法:

> 鐫(鑽)龜告筮,不如荆决。若陰若陽,若短若長。所卜毋方,所占毋良,必察以明。卅算以卜其事,$_1$若吉若凶,唯算所從。左手持書,右手操算,必東面。用卅算,分以爲三分,其上分衡(横),中$_2$分從(縱),下分衡(横)。四$_=$(四四)而除之,不盈者勿除。$_3$

根據簡文可知,占測時要求操作者左手拿筮書,右手操作算籌,站位必須面朝東面。用三十根算籌進行操作,隨機分成上、中、下三份,每份的算籌必須小於或者等於四根。若大於四根,則四根四根取出,直至小於或等於四根。然後將剩餘的算籌轉化成卦象,上爻和下爻都將算籌横向擺放,中爻則縱向擺放。

根據數學邏輯,一至四之間的自然數有一、二、三、四,可以組成的卦象應該是四的三次方,即六十四卦。董珊通過數學推算發現這種占法可能出現的全部卦象只有十六種[1]。與數字卦和《周易》卦不同,《荆决》十六卦都配以干支。值得一提的是,北大漢簡《日書》中有一部分簡文也是講"荆决"。整理者比較《荆决》和《日書》中的"荆决"簡文,發現十六卦,包括干卦八,支卦八,并作了復原。整理者還指出《荆决》與敦煌文獻《周公卜法》相近,也是一種以四爲數,十六卦爲占的筮法,唯所用算籌爲三十四枚,比《荆决》多四枚。敦煌文獻中另有《管公明卜法》與《周公卜法》內容相近。周小鈺認爲《周公卜法》《管公明卜法》與《荆决》的占卜方法基本相同,數術原理相近,且

---

[1] 董珊:《讀北大漢簡〈荆决〉》,載董珊著《簡帛文獻考釋論叢》,上海古籍出版社,2014,第 251－252 頁。

文本也有類似之處，很可能就是同一源流的卜法[1]。

《荆決》每一卦先列干支名，再列卦象和占辭，最後是吉凶判斷和祟源。《周公卜法》較《荆決》缺少祟源，而且《周公卜法》的卦名有八卦是以人名來命名，另外八卦是以《周易》八經卦來命名。《管公明卜法》較《荆決》缺少卦名和祟源。現將三者卦象、卦名、吉凶，以及占辭中涉醫的內容列表如表8－3。

表8－3 《荆決》《周公卜法》《管公明卜法》涉醫內容對照表

卦象	《荆決》			《周公卜法》			《管公明卜法》	
	卦名	占辭	吉凶	卦名	占辭	吉凶	占辭	吉凶
䷀	己〈甲〉		凶	离	病者沉重	大凶	病者不差	大凶
䷁	乙		吉	太公	病者自差	大吉	病者必差	吉
䷂	丙		吉	周公	病者自差	大吉	病者必差	大吉
䷃	丁		吉	震	疾病悲苦	大凶		大吉
䷄	戊		吉			大吉	憂病除差	大吉
䷅	己		凶	越王		大吉	病人不差[2]	大凶
䷆	壬		凶	乾	病人自差	大吉		大吉
䷇	癸		吉	孔子	病人自差	大吉	病者得除	吉利
䷈	子		吉	赤松	病者不死	大吉	病者自差	吉利

[1] 周小鈺：《試論北大漢簡〈荆決〉與敦煌〈周公卜法〉〈管公明卜法〉的關係》，《出土文獻》第九輯，中西書局，2016，第247－259頁。

[2] 本例占辭其卦象原作"䷀"，周小鈺認爲是"䷁"之誤。

續表

卦象	《荊決》			《周公卜法》			《管公明卜法》	
	卦名	占辭	吉凶	卦名	占辭	吉凶	占辭	吉凶
☰☰	丑			屈原	病者難差	大凶		大凶
☰☱	寅	勞心將死，人莫之智（知）	凶	子推	得病難除	大凶		凶
☱☰	卯	美人不來，曰心疾	凶	坤		大吉	病者不死	吉
☰☲	辰		吉	坎		大吉		大吉利
☲☰	巳		吉	傑〈桀〉紂		大凶	病者可醫	大吉
☲☲	午		吉	艮		大吉		吉
☲☱	未		凶	巽	病人自差	大吉		凶

由表 8-3 可知，十六卦中有六卦的吉凶不一致。《荊決》中疾病占測不是主要的事項，兩例涉醫的占辭都是因精神和情志導致的疾患，皆屬凶卦，預後差。中醫學認爲突發強烈的，或持續反復的精神刺激或情志波動，能使人體氣機逆亂，氣血陰陽失調而發病，或令疾病進一步惡化。寅卦"勞心將死"，當指長期勞神過度，病情嚴重。卯卦"心疾"的病因是愛慕之美人沒有如期到來，導致情緒波動患病。在《周公卜法》《管公明卜法》中，疾病預後是主要占測事項，預後好壞與卦象吉凶一致。

四、《禹九策》

北大秦簡《禹九策》全篇共 51 枚簡，整理者指出此篇以九宮之數爲占，自名其術爲"禹九筴（策）"或"黃啻（帝）之支（枚）"，這兩種名稱指同一套數術。借助禹行九州、黃帝九宮占的圖式，與式法中的太乙九宫占可能有一定關係,用九數占卜,也雜糅進易象、易數的成分。王寧則認爲《禹九策》的占卜是來源于六博游戲的擲觲求數,配合抽籤占卜,和九宫、八卦、易象無關[1]。

《禹九策》全篇分爲三個部分,第一部分是全篇序説:

> 禹九筴(策),黄啻(帝)之攴(枚),以卜天下之幾。禹之三,黄啻(帝)之五,周於天下,莫吉如。若爲 104背 某人某吏(事),尚吉=(吉:吉)得三壹、五九七、陳頡;不吉,得二四、六八、空殈(枯)、弔(悼)栗。103背

按:整理者指出策是竹籌,用以計數。"攴"是"枚"的省文,是占卜用的小木棍。由簡文可知,一至九的數字,得奇數爲吉,得偶數爲不吉。又,"陳頡"爲吉,"空殈(枯)"和"弔(悼)栗"爲不吉。

第二部分爲禹九策,以數爲序,第一至六策和第八策,每策各一章,第七、九策各二章,共十一章。第二部分有零星涉醫内容,相關簡文如下:

> 1) 壹曰: 102背 ······人囚繹(釋),疾死。100背
> 2) 貳曰: 99背 ······决=(决决)流水,疢者如鯀(由),傷=之=(易之,易之)98背 弗傷(易),恐爲鬼囚,凶。水爲祟。97背
> 3) 六曰: 83背 ······中夜起病,凶。82背
> 4) 八曰: 76背 ······卜不死腸(傷)而蒣(荼)苦。74背

按:例1)"人囚繹(釋),疾死",指囚徒被釋放後,患病而死。例2)"决决",水流貌。《廣雅·釋訓》:"决决,流也。""疢者",整理者認爲是發熱的患者。《説文·疒部》:"疢,熱病也。""熱病"所指範圍較廣,不僅僅是指發熱。整理者認爲"鯀"同"由",有經過之義。可從。"易",疑指快速通過。《漢書·天文志》:"太白······所居久,其過利;

---

[1] 王寧:《北大秦簡〈禹九策〉補箋》,2017-9-27,http://www.fdgwz.org.cn/Web/Show/3113

易,其鄉凶。"顏師古注引蘇林曰"(易)疾過也",引晋灼曰"上言'出而易',言疾過是也"。"弗易,恐爲鬼囚",意謂疢者不快速通過流水,恐被鬼囚。例3)"中夜",即夜半。"起",興起,引發。《廣韻·止韻》:"起,興也,作也,立也,發也。"古人認爲人體之氣與自然界陽氣相應,疾病呈現出平旦好轉,夜半加重的情況。如《靈樞·順氣一日分爲四時》載:"夫百病多以旦慧晝安,夕加夜甚,何也……朝則人氣始生,病氣衰,故旦慧。日中人氣長,長則勝邪,故安。夕則人氣始衰,邪氣始生,故加。夜半人氣入藏,邪氣獨居於身,故甚也。"夜半引發疾病,故爲凶。例4)"荼苦",即苦楚。序説謂奇數吉,偶數不吉,除了例1)"壹"不符合之外,其餘皆相符。

第三部分共五章,其中"善""惡終""弔栗"三章爲占病之策,具體簡文如下:

5) 善曰:有鹽(疴)者丘,唯鬼之居。有人蜀(獨)行,瞑(暝)晦(晦)莫(暮)夜。捕(甫)抵求道,唯神是禺(遇)。取出夢之,62背 與人戰鬭(鬭)。疾不在它方,唯要(腰)与(與)族〈旅(膂)〉。今弗恒祠,將瘴病弗舍。今巫耤(藉)靈巫毋61背居,幸將復故。60背

6) 惡終曰:勿(物)之生毆(也),皆卒於終。大病將起=(起,起)必自中。莫智(知)其故,哭及窮=(身躬)。行貨取夢,乃得窮(窮)。59背 禱(禱)祠毋居,巫醫是共。命是將然,祠祀奚攻?歸巫澤(釋)醫,寧具葬(葬)庸。58背

7) 弔(悼)栗曰:删(纏)而弔(悼)栗,編身束股。病在高=者=(高者,高者)爲祟。54背

按:例5)"善"不見於序説,整理者認爲"善"疑指善始,與例6)"惡終"相對。"疴者丘",指患者聚集。《説文·疒部》:"疴,病也。"《釋名·釋州國》:"丘,聚也。""瘴病",整理者認爲是衰癃之症。"瘴",或是"瘴"之訛。馬王堆帛書《五十二病方》第186/173行和第

199/186 行就有兩例"瘴"字訛爲"癃"字。癃病是數術類文獻常見的病症,例如睡虎地秦簡《日書》甲種簡 54 叁~55 叁"異者焦宴,居癃",簡 90 壹"以生子,癃",簡 102"不死,癃,弗居",簡 124 貳"食過門,大凶,五歲弗更,其主癃",簡 16 背壹/151 反壹"字最邦之下,富而癃"等。"癃",讀爲"癃",癃病有多種意思。在簡帛醫書中指小便不利、尿痛、尿血、尿路結石等泌尿系統疾病。癃病,還可以指廢疾、罷病。《周禮·地官·小司徒》:"以辨其貴賤、老幼、廢疾。"鄭玄注:"廢疾,謂癃病也。"廢疾,即身有殘疾。《説文·疒部》:"癃,罷病也。"《史記·平原君虞卿列傳》:"臣不幸有罷癃之病。"索隱:"罷癃謂背疾,言腰曲而背隆高也。"例 5)簡文也提及疾病部位爲腰脊,推測此處"瘴〈癃〉病"爲罷癃之病,指脊柱過度彎曲,致使前胸塌陷,背部凸起,稱作龜背,俗稱駝背,多因發育異常,久病腎虚,或見於脊柱疾患和老年人。《素問·脈要精微論》載:"背者,胸中之府,背曲肩隨,府將壞矣。腰者,腎之府,轉摇不能,腎將憊矣。""善"爲吉策,雖然身患疾病,若堅持祝禱祭祀,依然能康復。

例 6)"大病將起",指嚴重的疾病將會發作。"起必自中",整理者指出例 5)"腰脊"就是屬於"中"。"居",止、停。"禱祠毋居",祝禱祭祀不停止。"共",共同具有。"巫醫是共",指同時有巫師和醫生。"歸巫釋醫",歸依巫師,捨棄醫生。"庸",整理者訓爲"用","寧具葬庸"譯作那就等人用衣衾裝殮,準備下葬吧。"惡終"爲凶策,身患重病,即便祝禱、祭祀也無濟於事,如果還信巫不信醫,就只能等死,準備後事。

例 7)"病在高者",當指病變部位較高,在中部腰脊之上。"弔(悼)栗"也是凶策,簡文雖未提及疾病預後,想必預後較差。

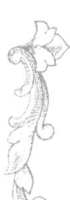

第九章
時日吉凶與疾病預測

古人認爲神煞在不同的時日輪流當值,不同神煞各有其行事宜忌,這類方術被稱爲擇日術。擇日術多配合曆法,常常會在曆譜中標識出來,例如漢簡中的曆譜,敦煌具注曆日,以及現在民間仍流行的老黃曆等。由於使用便利,再加上民衆趨吉避凶的心理,使得擇日術在民間久盛不衰。

第一節 "建除"和"叢辰"

"建除"和"叢辰"是我國古代擇日術,其原理是認爲一年時間由數種神煞每日輪流當值,不同神煞各有其行事宜忌,可據此趨吉避凶。在出土的楚簡、秦簡、漢簡《日書》中,"建除"和"叢辰"都有各自專篇。《史記·日者列傳》載:"孝武帝時,聚會占家問之,某日可取婦乎?五行家曰可,堪輿家曰不可,建除家曰不吉,叢辰家曰大凶,曆家曰小凶,天人家曰小吉,太一家曰大吉。"可見,直到漢代"建除"與"叢辰"還是兩種不同的擇日系統。

《日書》中的"建除"和"叢辰"專篇大多包括兩部分:先列十二神(或八神)在各月中所對應的日支,再列十二神(或八神)各自的行事宜忌。"建除"和"叢辰"皆可分爲楚系和秦系兩大系統,兩系所用神名及其每月對應的日支均有差異。

一、《日書》中的楚系"建除"和"叢辰"

九店楚簡是楚地出土的楚簡,有一篇"建除"和一篇"叢辰"[1],皆屬楚系。睡虎地秦簡是楚地出土的秦簡,《日書》甲、乙兩種中各有一篇楚系"建除[2]",實際上是雜糅了楚系"建除"和楚系"叢辰"。睡虎地秦簡的楚系"建除"是把"建除"十二名和"叢辰"十二名合在一起的,讓它們共用十二辰表和占辭。其占辭內容與九店楚簡"叢辰"篇的占辭相合。睡虎地秦簡的楚系"建除"可能是楚國的"建除"和"叢辰"發展到戰國晚期後,把兩種數術糅合在一起的一種形式。[3] 現將楚系"建除"十二神名和楚系"叢辰"十二神名,以及它們每月對應的日支列如表9-1。

表9-1 楚系"建除"和"叢辰"神名及對應日支表[4]

建 除 神 名			叢 辰 神 名		
九店"建除"篇	睡《日書》甲種"除"篇	睡《日書》乙種"除"篇	九店"叢辰"篇	睡《日書》甲種"除"篇	睡《日書》乙種"除"篇
建	建	建	交	交	交
㠯	陷	窞	□	害	羅
敓	彼	作	㕷(陰)	陰	陰
坪	平	平	達	達	達
寍	寧	成	外昜	外陽	外陽

---

[1] 九店楚簡"建除""叢辰"兩篇,原簡無篇名,今從《楚地出土戰國簡册[十四種]》一書所擬篇名。

[2] 睡虎地秦簡《日書》甲種原簡有篇名作"除";《日書》乙種原簡無篇名,今從《秦簡牘合集(壹)》一書所擬篇名作"除"。

[3] 李家浩:《睡虎地秦簡〈日書〉"楚除"的性質及其他》,載《著名中年語言學家自選集·李家浩卷》,合肥: 安徽教育出版社,2002,第363-387頁。

[4] 陳偉等:《楚地出土戰國簡册[十四種]》,下册第386-387、390-392頁;陳偉:《秦簡牘合集(壹)》,第351-352、514-515頁。

續表

建除神名			叢辰神名		
九店"建除"篇	睡《日書》甲種"除"篇	睡《日書》乙種"除"篇	九店"叢辰"篇	睡《日書》甲種"除"篇	睡《日書》乙種"除"篇
工坐	空坐	空壁	外害盦[1]	外害外陰	外遺外陰
盇城	蓋成	盇/蓋成	絕䍃	毃(擊)	絕紀
復菀敄	甬澳媚	復窓/窓贏	采(采)結易(陽)	夬光秀結陽	決光秀結陽

習㞼	夏㞼	享月	夏柰	八月	九月	十月	臬月	獻馬	冬柰	屈柰	遠柰	楚月名
正月	二月	三月	四月	五月	六月	七月	八月	九月	十月	十一月	十二月	秦月名
辰	巳	午	未	申	酉	戌	亥	子	丑	寅	卯	
巳	午	未	申	酉	戌	亥	子	丑	寅	卯	辰	
午	未	申	酉	戌	亥	子	丑	寅	卯	辰	巳	
未	申	酉	戌	亥	子	丑	寅	卯	辰	巳	午	
申	酉	戌	亥	子	丑	寅	卯	辰	巳	午	未	
酉	戌	亥	子	丑	寅	卯	辰	巳	午	未	申	
戌	亥	子	丑	寅	卯	辰	巳	午	未	申	酉	
亥	子	丑	寅	卯	辰	巳	午	未	申	酉	戌	
子	丑	寅	卯	辰	巳	午	未	申	酉	戌	亥	
丑	寅	卯	辰	巳	午	未	申	酉	戌	亥	子	
寅	卯	辰	巳	午	未	申	酉	戌	亥	子	丑	
卯	辰	巳	午	未	申	酉	戌	亥	子	丑	寅	

表9-1將睡虎地秦簡《日書》中兩篇楚系"建除"中的"建除"神名和"叢辰"神名分開羅列。另外,有的與日支對應的神名和行事宜

---

[1] 盦:同"舎"。"盦"字前當漏寫一"外"字。

忌中的神名略有差別的,以"/"表示。九店楚簡采用的是楚月名,睡虎地秦簡采用的是秦月名,兩者都同時羅列。

九店楚簡"建除"的行事宜忌無涉醫內容,九店楚簡"叢辰"的"□日"被認爲是利於祛除疾病的日子,睡虎地秦簡的楚系"建除"也有類似內容,具體簡文如下:

  □日,利以迬(解)兇(凶),敓(除)不羊(祥)……敓(除)疾。₂₈(九店楚簡"叢辰"篇)

  害日,利以除凶厲(厲),兌(説)不羊(詳)。₅貳(睡虎地秦簡《日書》甲種"除"篇)

  窞、羅之日,利以……棄疾……吉。₁₇(睡虎地秦簡《日書》乙種"除"篇)

按:"□日""害日""羅之日"當指同一種楚系"叢辰"神煞日。睡虎地秦簡的楚系"建除"中的涉醫內容,實際上來源於楚系"叢辰"。

二、《日書》中的秦系"建除"

楚系"建除"在漢代似乎已遭淘汰[1],漢以後(包括漢)的建除大多屬秦系。現已完整公布的秦系"建除"主要有五篇:睡虎地秦簡甲、乙兩種《日書》各一篇[2],放馬灘簡《日書》甲、乙種各一篇[3],孔家坡漢簡《日書》一篇[4]。王家臺秦簡中也有秦系"建除",但尚未完全公布。又,印臺漢簡目前已公布的簡 15:"卯、辰、巳、午、未、申、酉、戌、亥、子、丑、寅,利冢除凶出逮,歙(飲)樂(藥),除病……"簡

---

[1] 劉樂賢:《楚秦選擇術的異同及影響——以出土文獻爲中心》,《歷史研究》2006 年第 6 期,第 19-31 頁。

[2] 睡虎地秦簡《日書》甲、乙兩種中的秦系"建除"各有篇名,甲種題名爲"秦除",乙種題名爲"徐"。

[3] 放馬灘簡甲、乙兩種《日書》中的秦系"建除",原簡皆無篇名,今從《秦簡牘合集(肆)》一書所擬篇名作"建除"。

[4] 孔家坡漢簡《日書》原簡有篇名爲"建除"。

文前段所記日支與秦系"建除"的除日一致,行事宜忌也與孔家坡漢簡《日書》"建除"篇除日相近,劉樂賢認爲該簡可能是"建除"篇的一支[1]。

除了睡虎地秦簡《日書》乙種"徐"篇之外,其餘秦系"建除"的十二神名、對應日支、行事宜忌都很相似。現將秦系"建除"十二神名及其每月對應的日支如表9-2。

表9-2 秦系"建除"神名及對應日支表

睡《日書》甲種"秦除"篇	睡《日書》乙種"徐"篇	放《日書》甲種"建除"篇	放《日書》乙種"建除"篇	王家臺秦簡[2]	孔家坡《日書》"建除"篇	正月	二月	三月	四月	五月	六月	七月	八月	九月	十月	十一月	十二月
建	建	建	建	建	建	寅	卯	辰	巳	午	未	申	酉	戌	亥	子	丑
除	余/徐	除	除	余	除	卯	辰	巳	午	未	申	酉	戌	亥	子	丑	寅
盈	吉	盈	盈	盈	盈	辰	巳	午	未	申	酉	戌	亥	子	丑	寅	卯
平	寶	平	平	平	平	巳	午	未	申	酉	戌	亥	子	丑	寅	卯	辰
定	窨	定	定	定	定	午	未	申	酉	戌	亥	子	丑	寅	卯	辰	巳
摯/執	徹/敽	摯	摯	失	執	未	申	酉	戌	亥	子	丑	寅	卯	辰	巳	午
柀	衛	柀	柀	柀	破	申	酉	戌	亥	子	丑	寅	卯	辰	巳	午	未
危	剽	危	危	危	危	酉	戌	亥	子	丑	寅	卯	辰	巳	午	未	申
成	虛	成	成	成	成	戌	亥	子	丑	寅	卯	辰	巳	午	未	申	酉
收	吉	收	收	收	收	亥	子	丑	寅	卯	辰	巳	午	未	申	酉	戌
開	實	開	開	開	開	子	丑	寅	卯	辰	巳	午	未	申	酉	戌	亥
閉	閉/閛	閉	閉	閉	閉	丑	寅	卯	辰	巳	午	未	申	酉	戌	亥	子

在秦系"建除"中,除日和盈日都有涉醫內容的行事宜忌:

1) 除日……有瘴病,不死……猷(飲)樂(藥)。15貳

---

[1] 劉樂賢:《印臺漢簡〈日書〉初探》,《文物》2009年第10期,第92-96頁。
[2] 王明欽:《王家臺秦墓竹簡概述》,第26-49頁。

盈日……有疾,難起。16貳(睡虎地秦簡《日書》甲種"秦除"篇)

2)除日……癉疾死。14

盈日……有疾,難瘳。15(放馬灘簡《日書》甲種"建除"篇)

3)除日……癉疾死。15壹(放馬灘簡《日書》乙種"建除"篇)

4)除日:有癉病者,死……可以飲樂(藥)。14

盈日……【有】疾者,不起,□□。15(孔家坡漢簡《日書》"建除"篇)

5)歙(飲)樂(藥),除病。15(印臺漢簡《日書》)[1]

睡虎地秦簡《日書》乙種"徐"篇中簡39壹下端缺損,其内容正是除日的行事宜忌;放馬灘簡《日書》乙種中涉及"建除"十二神行事宜忌的簡中,缺失盈日那一枚;王家臺秦簡和印臺漢簡都尚未完全公布,故無法窺得全貌。從已公布的秦系建除來看,除日和盈日的行事宜忌都有涉醫内容。秦系"建除"中盈日是不利於疾病康復的日子。除日則較爲複雜,除了適合飲藥除病之外,甚至涉及一些具體疾病,例如癉病患者尚有生機,癉疾患者則會死亡。

秦系"建除"一直被流傳下來,并在民間得以廣泛使用。在出土的漢簡曆譜中,秦系"建除"已有滲入。例如,肩水金關漢簡73EJT26:5B,曆譜中每一日下標有"建除"神名:

辛丑六日執〼辛亥十六日平〼壬戌廿七日滿

壬寅七日破〼壬子十七日定〼癸亥廿八日平

癸卯八日危〼癸丑十八日執〼甲子廿九日定

按:因避漢惠帝劉盈之諱,"盈"已改成"滿"。雖然没有標明月份,從"建除"對應的日支推測,當屬七月的曆譜。類似記載也見於敦煌漢簡1968,内容是東漢永元六年(94)曆譜,"建除"神名(牘中殘存

―――――
[1] 劉樂賢:《印臺漢簡〈日書〉初探》,第92-96頁。

"建""除""平""定""執""破""危""開""閉")都標識在曆譜中。

三、《日書》中的秦系"叢辰"

目前出土的秦系"叢辰"只有四篇：睡虎地秦簡《日書》甲、乙種各一篇[1]，孔家坡漢簡《日書》一篇[2]，胡家草場漢簡《日書》一篇[3]。秦系"叢辰"只有八神，其中四神對應一個日支，其餘四神則對應二個日支，如表9-3。

表9-3　秦系"叢辰"神名及對應日支表

睡《日書》甲"稷辰"篇	睡《日書》乙"秦"篇	孔家坡《日書》"□"篇	正月	二月	三月	四月	五月	六月	七月	八月	九月	十月	十一月	十二月
秀	采(穗)	秀	子丑	子丑	寅卯	寅卯	辰巳	辰巳	午未	午未	申酉	申酉	戌亥	戌亥
正陽	正陽	正陽	戌	戌	子	子	寅	寅	辰	辰	午	午	申	申
危陽	危陽	危陽	寅	寅	辰	辰	午	午	申	申	戌	戌	子	子
敫	敫	徹	酉	酉	亥	亥	丑	丑	卯	卯	巳	巳	未	未
萬	憂	介	卯辰	卯辰	巳午	巳午	未申	未申	酉戌	酉戌	亥子	亥子	丑寅	丑寅
陰	陰	陰	申巳	申巳	戌未	戌未	子酉	子酉	寅亥	寅亥	辰丑	辰丑	午卯	午卯
篸	徹	篸	未午	未午	酉申	酉申	亥戌	亥戌	丑子	丑子	卯寅	卯寅	巳辰	巳辰
結	結	結	亥	亥	丑	丑	卯	卯	巳	巳	未	未	酉	酉

---

[1] 睡虎地秦簡甲、乙兩種《日書》中的秦系"叢辰"各有篇名，甲種題名爲"稷辰"，乙種題名爲"秦"。

[2] 孔家坡漢簡《日書》中的秦系"叢辰"原簡有篇名，但因簡首端殘損，篇題文字殘損。整理者在正文中以"□"表示，注釋中指出疑爲"辰"字。

[3] 胡家草場漢簡目前僅公布了"秀""徹""羣""結"的簡文。

其行事宜忌也有涉醫内容：

6) 危陽……又（有）疾，不死。₃₆正

敷……可以穿井、行水、蓋屋、飲樂（藥）、外除。₃₈正（睡虎地秦簡《日書》甲種"稷辰"篇）

7) ……有病，不死。₃₆

……利以穿井、溝、竇，行水、蓋屋、酓（飲）藥、外除。₃₈（孔家坡漢簡《日書》"□"篇）

8) 徹日：利穿井（井）、行水、蓋屋、歙（飲）藥，它事皆不吉。₁₄₉₇（胡家草場漢簡《日書》）[1]

按：睡虎地秦簡《日書》乙種"秦"篇中的行事宜忌無涉及治療疾病内容；孔家坡漢簡《日書》"□"篇簡 36 和 38 上端殘損，從行事宜忌的内容看，簡 36 當是危陽日的行事宜忌，簡 38 當是敷日的行事宜忌；胡家草場漢簡《日書》中目前所公布的簡文中，只有"徹日"的行事宜忌涉及飲藥。秦系"叢辰"中，危陽日所患之疾尚有生機，敷（或作"徹"）日適宜服藥。秦系"叢辰"不見於後世的文獻。

四、"建除"占病法

放馬灘簡《日書》乙種另有以"建除"占測疾病的方法：

得其月之剽，恐死。得其₃₃₈□，【瘳】（瘥）。得其□，善。得其閉，病中□□。得其建，多餘病。得除，恐死。得其盈，駕（加）病。得其吉，善。得₃₃₅其皀，病久不□₃₅₈ₐ□□乃復病。₃₆₄B

按：這段簡文緊接在第七章第一節例 2）文字之後，可能是說明在占疾"未間"的情况下，疾病進一步的預後情况。簡文内容不全，其

---

[1] 李志芳、李天虹：《荆州胡家草場西漢簡牘選粹》，文物出版社，2021，第 199 頁。

中"閉""建""除""盈"是秦系"建除"常見的神名。"剽""吉"也見於睡虎地秦簡《日書》乙種"徐"篇（表9-2）。第一個"善"上一字圖版作"▨"，原整理者釋爲"吉"，《秦簡牘合集（肆）》編者認爲依殘筆似是"吉"，但與下文重複，故缺釋。在睡虎地秦簡《日書》乙種"徐"篇中"吉"就是重複出現的。本例簡文兩處的占測結果也是統一的，都是"善"，故此字極有可能是"吉"。

"臽"疑與睡虎地秦簡《日書》乙種"徐"篇中的"窞"相同。"臽"，可讀爲"陷"。《説文·穴部》："窞，坎中小坎也。從穴，從臽，臽亦聲。"《周易·坎》"入于坎，窞，凶"，焦循《章句》："窞，陷也。""臽""陷""窞"義通。又，"窞"上古音在談部定紐，"窞""定"雙聲。另外，睡虎地秦簡《日書》甲種"臽日敫日"篇和《日書》乙種"臽"篇，其中臽日每月對應的不是地支，而是天干，當不屬於"建除"神名。

"瘧"上一字爲"建除"神名，圖版作"▨"，《秦簡牘合集（肆）》認爲"收"的可能性較大。程少軒釋爲"敫"字[1]。

本篇簡文中清晰可見的"建除"神名共七個，除了"盈"之外，其餘有六個均與睡虎地秦簡《日書》乙種"徐"篇相同或相近。本篇"建除"占病法的占測結果也與秦系"建除"并不符合。例如，秦系"建除"中"除"是利於除病的，在此却是"得除，恐死"。可見，當時可能還存在另一種系統的"建除"。因爲見於秦簡，姑且認爲是另一種系統的秦系"建除"。

敦煌《發病書》類文獻中有一種以秦系"建除"十二神紀日的占病法，其内容較爲完整的卷子有 P.2856、P.3402V、S.6346，以及 ДХ.1258+ДХ.1259+ДХ.1289+ДХ.2977+ДХ.3162+ДХ.3165+ДХ.3829。其中 P.2856 和 ДХ.1258+ДХ.1259+ДХ.1289+ДХ.2977+ДХ.3162+ДХ.3165+ДХ.3829 卷子内容相近，另外 P.3402V 和 S.6346 卷子内容亦相

---

[1] 程少軒：《放馬灘簡〈鐘律式占〉"問病占疾"卜法考》，第101-107頁。

近。P.2856卷子中"建除"占病法，主要是以"建除"十二神紀日來占測疾病的祟源、厭解法以及病愈的時間，但是缺少了"閉日"的內容。P.3402V卷子的十二神俱全，且多了疾病的症狀，以及男女病情輕重情況等。具體釋文列表如表9－4。

表9－4　敦煌《發病書》類文獻建除占病法比較表[1]

P.2856	P.3402V
建日病者，犯東方土公、丈人，索食，祀不了[2]，有龍蛇爲怪，家親所爲，解之大吉，七日差	建日病者，頭癊（痛），心腹下利，煩滿，驚恐。祟在竈君，犯北方土行年，客死鬼、女子鬼所作，四道[3]解之吉
除日病者，客死鬼所爲，來去有時，耗人財物，令人鬪諍，急□差	除日病者，心腹下利，煩滿，驚恐。祟在竈君，犯北方土行年，客死鬼、女子鬼所作，死（四）道解之吉
滿日病者，西南有所遣〈遺〉宅，犯臬（觸）神樹，遣不葬鬼、星□鬼〚爲〛祟，解之，七日小降[4]，十日大愈	滿日病者，患心腹癊（痛）。祟在竈君，犯行年土，男重女輕，有外神、父母，死（四）道時〚不〛犯〈祀〉[5]，解謝之吉
平日病者，西南有所作，犯臬（觸）樹神，遣不葬鬼爲祟，宜須急解，五日小降，七日大差。	平日病者，患腰心腹癊（痛），下利，短氣，不能言語。祟在家〚神[6]〛不賽，經年二日、五日〚差[7]〛。男重女輕，解之吉
定日病者，高貴大神樹所作，遣司命鬼爲祟，病者心腹脹滿，急解之，十日大愈	定日病者，不語，心腹癊（痛）。祟在丈人、司命、父母，四時不祭祀，星、客、男子鬼所作，解謝之吉

[1] 表9－4中的部分釋文曾受張小艷先生幫助，特此致謝。
[2] 祀不了：ДХ.1258+ДХ.1259等卷子作"祀祭不了"。
[3] 四道：意謂四通八達之道。
[4] 小降：指疾病略減輕。
[5] 死（四）道時不犯〈祀〉：原文作"死道時犯"，S.6346卷子作"四道時不犯"。"道"字疑涉上而衍。"不"字原脱，據S.6346卷子補。
[6] 神：原脱，據S.6346卷子補。賽，酬報，祭祀以酬神。
[7] 差：原脱，據S.6346卷子補。

續　表

P.2856	P.3402V
執日病者,天神下有宿債不賽,丈人將外鬼與人爲祟,急解送,七日差	執日病者,手足煩疼,臂癊(痛)。祟在前夫、後婦及〖北〗君[1],客死鬼所作,犯東宅、西宅。男吉女凶,解謝之
破日病者,犯土家竈、土公、丈人,欲得飲食,遣死鬼爲祟,急解送,五日差	破日病者,心腹脹滿,頭目癊(痛),腰脊手足煩疼。祟在北君,呪咀(詛)兵墓土。男吉女凶,解謝之
危日病者,犯皁(觸)東南樹神,丈人嗔[2],遣客死鬼爲祟,急解送,七日差	危日病者,寒熱,頭目癊(痛),腰脊心腹滿。祟在家親,神坐治竈,家中不知〈和〉,呪咀(詛),丈人嗔怒。男吉女凶,解謝之吉
成日病者,家中闘諍,呪咀(詛)相向,宅神不安,遣斷後鬼爲祟,急解送,十日差	成日病者,頭癊(痛),心腹脹滿,四支不舉。丈人、不葬及無後鬼所作。男吉女凶,十一日吐即差,謝之吉。
收日病者,家竈君、宅神[3]不憘[4],遣不葬鬼爲祟,解之,八日小差,十日大愈	收日病者,頭癊(痛),心腹癊(痛),手足煩疼。祟在井神、竈君,家神不意。五日差,男輕女重,謝之吉
開日病者,天神不[5]下有宿債不賽,丈人將外鬼來爲病遣,解送,三日小降,七日大愈	開日病者,耳癊(痛),歐(嘔)吐,求電〈竈〉吉。祟在門户、井、竈、丈人。心腹癊(痛)。婦女鬼祟。男重女輕,愈,謝之吉
	閉日病者,咽喉不通,小便不利,四支不舉,面目腫,腹中急癊(痛),不能食。由寒水續〈瀆〉山神,謝之吉

[1] 北君:古代民間所畏忌的凶神之一。"北"字原脱,據 S.6346 卷子補。

[2] 嗔:ДХ.1258+ДХ.1259 等卷子作"嗔責"。

[3] 宅神:原作"宅神宅神",後一個"宅神"爲衍文,删。

[4] 憘:與"憙""喜"同。

[5] 不:疑爲衍文。

第二節 "刑　德"

"刑德"一詞的本義是："刑"指殺戮，"德"指獎賞、懷柔。"刑德"一詞逐漸被陰陽化：陰爲刑，陽爲德。之後"刑德"又被數術化和神煞化。

一、刑德行時

尹灣漢墓 M6 出土的簡 77~89 是以日天干和一日中的時段爲依據占測行事吉凶的文獻。由於簡 77 開頭有着重號"・"，前四個字"刑德行時"被視作篇名。本篇"刑德"是刑、德、端、令、罰之省稱。"端"，正直；"令"，善，美好；"罰"，過錯或殺伐。簡 77 還列有一晝夜的五個時段：即雞鳴至蚤食、蚤食至日中、日中至餔時、餔時至日入、日入至雞鳴。尹灣漢簡 78~82 列有不同天干日，五個時段與端、令、罰、刑、德的對應關係。

相似的内容也見於胡家草場漢墓 M12 出土數術類文獻《五行日書》。胡家草場漢簡中的一晝夜五個時段的劃分與尹灣漢簡不同，但是對應的日天干相同。戰國秦漢時期一晝夜的時稱劃分不一，有十二時、十六時、二十八時、三十二時等，具體時稱名也紛繁多樣，本書不作討論。胡家草場漢簡的五個時段還與五行相配，指出五行相生和相勝的關係，具體簡文如下。

> 木之時從大晨至蚤（早）食。1631壹 火之時從蚤（早）食至東中。1626壹 土之時從東中至莫（暮）市。1624壹 金之時從莫（暮）市至人鄭（定）。1625壹 水之時從人鄭（定）至大晨。1623壹
>
> 凡此五行之祖直也。1622壹 審時以占，萬不失一。1620壹 凡此終有始，乳（亂）而復紀。1617壹 間是五行六十日而周=（周，周）而復紀。1621壹

五行刑德,一日五用,周而有始。1631貳

五產：木產火=(火,火)產土=(土,土)產金=(金,金)產水=(水,水)產木=(木。木)勝土=(土,土)勝水=(水,水)勝火=(火,火)1626貳勝金=(金,金)勝木。1624貳五者更相產,更相勝也。1625貳[1]

按：一晝夜劃分爲五個時段,每個時段配以五行屬性。五行相生與相勝(即相克)關係與傳統説法吻合。與時段的五行屬性不同的是,一晝夜的五個時段所對應的刑、德、端、令、罰并不固定,而是與當日的天干有關。例如,甲日或乙日,雞鳴(或大晨)至蚤食爲端時,蚤食至日中(或東中)爲令時,日中(或東中)至餔時(或暮市)爲罰時,餔時(或暮市)至日入(或人定)爲刑時,日入(或人定)至雞鳴(或大晨)爲德時。現將尹灣漢簡和胡家草場漢簡中刑德五時及其五行屬性,列表如表 9-5。

表 9-5　刑德五時五行表

尹灣漢簡	雞鳴至蚤食	蚤食至日中	日中至餔時	餔時至日入	日入至雞鳴
胡家草場漢簡	大晨至蚤食 木之時	蚤食至東中 火之時	東中至暮市 土之時	暮市至人定 金之時	人定至大晨 水之時
甲乙	端	令	罰	刑	德
丙丁	德	端	令	罰	刑
戊己	刑	德	端	令	罰
庚辛	罰	刑	德	端	令
壬癸	令	罰	刑	德	端

尹灣漢簡 83~89 載有端、令、罰、刑、德不同時段各種占測人事(包括請謁、見人、出行、繫者、疾者、生子、亡者等)之吉凶。胡家草場

---

[1] 李志芳、李天虹：《荊州胡家草場西漢簡牘選粹》,第 199-200 頁。

漢簡的占測事項有"爲事""初病""生子"。兩者的占測結果大致呈現出：端、令、德時吉，刑、罰時凶。從字面意思來看，端、令、德皆屬褒義，故吉；刑、罰爲貶義，故凶。實際上其中藴含了五行生克的原理。本書第六章第二節表6-3列有天干的五行屬性表，分別是：甲乙-木、丙丁-火、戊己-土、庚辛-金、壬癸-水。對照表9-5可以看出，日天干的五行屬性與端時所處時段的五行屬性相同。雖然尹灣漢簡的篇名爲"刑德行時"，但是端時才是五時之標準和開始。《廣雅·釋詁一》："端，正也。"《集韻·桓韻》："端，正也，始也。"令時和德時的五行屬性與端時是相生關係，罰時和刑時的五行屬性與端時是相克關係。例如，甲乙日端時屬木，令時屬火，木生火；德時屬水，水生木；罰時屬土，木克土；刑時屬金，金克土。

尹灣漢簡"疾者"占測結果是：端時、令時、德時皆是"疾者不死"，罰時"疾者死"，刑時没有"疾者"的占測内容。胡家草場漢簡中"初病"占測的簡文如下。

> 凡以端時初病，久不死。以令時初病，不甚而久難已。以罰時【初】病，危死昜〈易〉已。以刑時初病，必死。以$_{1719}$德時初病，久而不死。$_{1720}$[1]

按："初病"是指疾病的初期階段。端時"久不死"和德時"久而不死"義同，指病程雖久，但預後較好。端時、德時、刑時的疾病占測結果與尹灣漢簡"刑德行時"篇相同。令時"不甚而久難已"，指疾病雖不嚴重，但經久難愈。罰時"危死易已"，指近乎死亡，但又容易病愈。《楚辭·離騷》："貽余身其危死兮。"朱熹注："危死，言幾死也。"

二、刑德六神

"刑德"又常與"豐隆""風伯""大音""雷公""雨師"并列，稱爲

---

[1] 李志芳、李天虹：《荆州胡家草場西漢簡牘選粹》，第200頁；李天虹、蔣魯敬：《胡家草場漢簡與尹灣漢簡數術文獻中的"刑德行時"》，《江漢考古》2020年第1期，第113-117頁。

刑德六神。北大漢簡《節》和馬王堆帛書《刑德》都有將刑德六神對應地支和官吏,用以軍事占測。現將北大漢簡《節》中刑德六神和十二地支的對應情況列表如表9-6。

表9-6 刑德六神與地支和官吏對應表

六神	地支	官吏[1]
刑德	子午	將軍
豐隆	丑未	司空
風伯	寅申	侯公
大音	卯酉	令尉
雷公	辰戌	司馬
雨師	巳亥	倉主

馬王堆帛書共有四幅"刑德小游圖",《刑德》甲、乙、丙三篇各有一幅,《陰陽五行》乙篇一幅,圖的形式大體分爲兩種。"刑德小游圖"是用來表示刑德等神煞隨日之干支在奇正十宮中的運轉的方位。各神煞在"刑德小游圖"所對應干支中的地支,與表9-6相符。北大漢簡《節》簡20~21載:"御雨師戰,士卒病腹腸,倉吏走行。""御雨師戰",即迎着雨師的方位作戰。"雨師"在北大漢簡《節》中對應的官吏是"倉主",故其占測結果關乎"倉吏"。另有一條占測結果是預測士兵疾病的,可能是腹腸爲人體受納食物的器官,故而"士卒病腹腸"。

第三節　針刺服藥時日禁忌

《後漢書·郭玉傳》曾記載漢和帝與太醫丞郭玉的對話,郭玉論針灸之術時強調:"針有分寸,時有破漏。"李賢注:"分寸,淺深之度。

---

[1] 北大漢簡和馬王堆帛書中刑德六神對應的官吏略有不同。

破漏,日有衝破者也。"古人非常重視針灸和服藥的時間,例如武威醫簡中就有關於針灸服藥的時日禁忌:

> 五辰辛不可始久(灸)刺(刺)、飲藥必死。甲寅、乙卯不可久(灸)刺(刺),不出旬死。五辰不可飲藥,病者日益加深。₉₀正 無□禁朔晦日、甲午,皆不可始 久(灸) 刺(刺)、飲 藥。入月六日、十六日、十八日、廿二日皆不可久(灸)可久[1](灸)刺(刺),見血, 止 已 也。₉₀背

按:"五辰"指六十甲子中地支爲辰的干支,即甲辰、丙辰、戊辰、庚辰、壬辰。"辛"指天干爲辛的干支,即辛未、辛巳、辛卯、辛丑、辛亥、辛酉。"入"字原缺,今從吕亞虎補釋[2]。"入月",數術書習見,意謂進入本月。五辰、辛、甲寅、乙卯等干支日,以及每月特定日(朔晦日、六日、十六日、十八日、二十二日),都不利於治療疾病(針灸和服藥)。若這些時日治療疾病會導致疾病加重,甚者死亡。後世的醫書中也有類似的記載,《醫心方》卷二第七就引録了多種宋以前醫書中關於針灸和服藥的時日禁忌的内容,如引《蝦蟇經》云:"凡甲寅、乙卯、庚辰、丙寅、辛巳,右五日,不可灸刺、服藥,凶,三年死。"

此外,《醫心方》卷二第七引《大清經》云:"月建、月殺、反支、天季、上朔、自刑日,此不可用。自刑日者,如寅生人不得用寅和藥、服藥。"雖然出土簡帛中也有"月殺""反支""天李"等内容,但均未涉醫,唯有"血忌"明確指出是出血的禁忌之日。例如:

> 1)春心,夏輿鬼,秋妻,冬虚,不可出血若傷,必死。血忌,帝啓百虫口日也。甲寅、乙卯、乙酉不可出血,出血,不出三歲必死。₃₉₇(孔家坡漢簡)
>
> 2)妻、虚,是胃(謂)血忌,出血若傷,死。₇₃(香港中文大學文

---

[1] 可久:係衍文。
[2] 吕亞虎:《秦漢社會民生信仰研究:以出土簡帛文獻爲中心》,中國社會科學出版社,2016,第426頁。

3）☐三日不可以殺六畜見血。

☐日不可以殺六畜見血。

☐十八日日不可以殺六畜見血。

☐八日日不可以殺六畜見血。

☐不可以殺六畜見血。

九月三日十九日廿四日不可以殺六畜見血。

十月朔日廿日廿二日廿九日不可以殺六畜見血。

十一月四日廿六日不可以殺六畜見血。

十二月二日十一日廿四日卅日不可以殺六畜見血。EPT58：21（居延新簡）

4）血忌：丑、未、寅。1848（敦煌漢簡）

5）十八日丁酉滿血忌往亡。EPT65：425B（居延新簡）

6）十一日甲午，破，血忌，天李。1968B（敦煌漢簡）

按：從出土簡牘來看，"血忌"存在多種紀日方法。例1）和例2）中"心""輿鬼""婁""虛"皆是二十八宿名，可能是以二十八宿紀日。例3）簡文雖未提及"血忌"，但言明"不可以殺六畜見血"。《論衡·譏日》云："如以殺牲見血，避血忌。"其内容亦屬"血忌"，是以數字紀日，該木牘上端殘損，内容完整的只有九月至十二月。

例4）以地支紀日，簡下部殘斷，僅存的三個地支，可據傳世文獻補。《赤松子章曆》卷二"血忌"："正丑、二未、三寅、四申、五卯、六酉、七辰、八戌、九巳、十亥、十一午、十二子。右十二月血忌日，不可用。"《備急千金要方》卷二十九第七："血忌，丑、未、寅、申、卯、酉、辰、戌、巳、亥、午、子，忌針灸。""血忌"之日每月對應的地支皆不同。除了避免受傷出血和殺牲見血之外，還要避免針刺（易出血）和舉行齋醮上章等道教活動。

例5）和例6）皆是漢簡曆譜，曆譜常常標識"建除""血忌""反支"等内容。居延新簡EPT65：425A載"永元二年",例5)是"十八日丁酉滿血忌",地支爲酉的"滿"和"血忌"應該是六月,查張培瑜編著《三千五百年曆日天象》一書永元二年(90)六月朔日干支爲庚辰,與"十八日丁酉"相符。故例5)爲漢和帝永元二年(90)六月的曆譜。例6)是永元六年(94)曆譜。地支爲午的"破"和"血忌"應該是十一月,永元六年(94)十一月朔日干支爲甲寅,閏十一月朔日干支爲甲申,簡文爲"十一日甲午",故例6)是永元六年閏十一月的曆譜。雖然在出土簡牘中"血忌"存在多種紀日方法,但是被編入曆譜以及傳世古醫籍流傳下來的"血忌",都是以十二月特定的地支來紀日,即正丑、二未、三寅、四申、五卯、六酉、七辰、八戌、九巳、十亥、十一午、十二子。

  古代醫家對於時日禁忌頗爲看重,但又保持着較爲理性的態度。例如《千金翼方》卷二十八《針灸宜忌》强調:"凡欲灸針,必先診脈知醫,須看病者行年、本命、禍害、絕命、生氣所在,又須看破除開日,人神取天醫。若事急卒暴不得已者,則不拘此也。"避開凶日(時),選擇吉日(時)治療疾病,雖然在今人看來實屬迷信、荒誕之舉,但在當時較爲落後的醫療水準,以及缺醫少藥的社會醫療條件下,此舉并非一無是處。在某種程度上可以增强患者驅邪抗病的意志和信心,有利於疾病的康復。

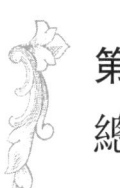

第十章
總　結

　　本書第二章至第四章所列舉的簡帛文獻絕大部分是簡帛醫書。研究内容主要是根據臨床症候、色診、脈診，以及治療經驗來預測疾病的轉歸。第五章涉及的簡牘文獻，既有簡牘醫書，又有時令類簡牘。研究内容主要是根據天氣和氣候來預測疾病的發生和疫病的流行。第六章至第九章所列舉的簡帛文獻大多是數術類簡牘。研究内容主要是根據病日干支、宇宙圖式、龜卜筮占、時日吉凶來預測疾病的病因祟源、發病部位、生死預後。

　　簡帛中的疾病預測，其推理依據是十分複雜的，現將其中的原理歸納如下。

一、通過長期的臨床觀察，將所積累的醫藥經驗作爲判斷疾病預後的依據

　　《淮南子·脩務訓》載："古者，民茹草飲水，采樹木之實，食蠃蜯之肉，時多疾病毒傷之害。於是神農乃始教民播植五穀，相土地宜燥濕肥墝高下，嘗百草之滋味，水泉之甘苦，令民知所避就。當此之時，一日而遇七十毒。"雖然神農嘗百草未必是史實，但是醫藥的起源和發展，都是古人在與自然和疾病抗争的過程中，逐漸積累的醫藥知識。

　　簡帛中的疾病預測許多是來源於醫家長期的臨床觀察和經驗積累。例如，在本書第二章中，嚴重腹水（"水而臍平"），割傷頸動脈（"斬纓脈，血出不止"），因臟腑衰敗，嘔吐涎沫時聞有臭味（"嘔沫聞

臭")等都是臨床的危急重症,預後差。又如,在本書第三章中,脈搏節律不齊("應手如參春"),脈搏間歇性停止("三動一止""七動一止"),脈搏消失("不至如食閒")等都是死證的脈象。又如,在本書第四章中,簡帛方書記載了諸多治療經驗。這些都是當時的醫家通過對各種疾病長期的臨床觀察,結合治療後的信息反饋,逐步總結出一些判斷疾病預後的原則和方法。

二、根據象數思維和陰陽五行學說來占測疾病

《左傳·僖公十五年》云:"龜,象也;筮,數也。"杜預注:"卜用龜,灼以出兆,視兆象而測吉凶,故曰龜象也。筮之用蓍,揲以爲卦,由蓍策之數而見禍福,故曰筮數也。"《周易》被認爲是典型的象數思維。本書第八章正是通過龜卜筮占求得象和數,用來占測疾病。本書第七章以數字來占測疾病部位、祟源和預後。數占與疾病本身關係不大,決定因素在於通過某種手段(或運算)獲得的數字,再通過數字推衍來占測疾病。

象數思維還體現在陰陽五行學說之中。陰陽五行學說是中國古典哲學的核心,在古代的諸多領域有着深遠的影響,醫學也不例外。《素問·陰陽應象大論》指出:"陰陽者,天地之道也,萬物之綱紀,變化之父母,生殺之本始,神明之府也。"中醫學將陰陽五行視爲理論體系的重要組成部分,根據陰陽五行的特性進行取象比類和推論演繹,借以闡發人體的生理功能和病理變化,用以指導疾病的診斷和治療。

簡帛中的疾病預測有一部分正是以陰陽五行學說作爲推理依據。例如,本書第三章的"五色診",五色對應五臟、五體,以五色相乘來診斷疾病和判斷預後。又如,本書第七章所列五音與五行、五方、數字、干支、五味、五病等對應關係,以及五音所主身體部位。又如,本書第六章睡虎地秦簡《日書》甲種"病"篇根據天干五行屬性對某干支日患病進行預測。病因、煩與歲的方位、死色都是與疾日天干五行相同的(戊己歲方位除外),日干五行我(疾日)克者疾病加重,日干五行克我（疾日）者疾病好轉。

三、根據天人相應來預測疾病的流行

"天人合一"是中國古典哲學的根本觀念之一，醫學上又稱作"天人相應"，即把人與自然視爲一個整體。人是自然界的產物，自然界存在着人類賴以生存的條件，自然界的各種變化必然會影響人體。自然界的寒溫不和、風雨不調能影響人體，導致疾病產生，這主要是基於天人相應的思想。天人相應的基礎是因爲"氣"是構成世界的本原。席澤宗在《"氣"的思想對中國早期天文學的影響》一文中指出古人認爲一年四季，寒來暑往是由於"氣"的作用引起的，并列舉了《禮記·月令》是如何用"氣"來解釋十二個月[1]。人是"天地之氣"的產物，《素問·寶命全形論》曰"人以天地之氣生""天地合氣，命之曰人"。同時"氣"也是構成人體和維持生命活動的最基本物質。《左傳·昭公元年》醫和提出六氣（陰、陽、風、雨、晦、明）致病，自然界的"風"就是導致人體疾病的"六氣"之一。《醫心方》卷三第一引《小品方》云："風者，四時五行之氣也，分布八方，順十二月，終三百六十日。各以時從其鄉來爲正風，在天地爲五行，在人爲五藏之氣也。萬物生成之所順，非毒厲之氣也。人當觸之過，不勝其氣，乃病之耳。"自然之氣與人體之氣相應，自然之氣的周期變化可以影響人體，導致疾病。中醫學特有的五運六氣學說就是研究這一規律後而產生的。雖然五運六氣學說首見於唐代王冰整理編次《素問》時補入的七篇大論，但是五運六氣的思想很早就貫穿其中。

本書第五章對疾病流行的預測，就是通過觀察自然界的風雨寒暑，來預測民眾疾病流行的可能，以及具體病症。例如，孔家坡漢簡《歲》記載四月爲夏季，氣溫"必溫"而"不溫"，則"民多戰（癉）疾"；七月爲秋季，氣溫"必寒"而"溫"，則"民多疾病"。又如，天回老官山漢

---

[1] 席澤宗：《科學史十論》，復旦大學出版社，2003，第122–123頁。

簡《脈書·下經》中的四方風,《逆順五色脈藏驗精神》中的八方風,都記載了因感受不正之風而導致的病候,并詳細描述了具體症狀表現。

四、根據吉凶神煞來占測疾病和選擇時日宜忌

殷商時期認為鬼神作祟是重要的致病因素,通過占卜預測疾病,告祭以求攘除疾病。戰國秦漢時期的出土簡帛(尤其是《日書》類文獻)中仍多將病因歸結於鬼神作祟。例如,睡虎地秦簡《日書》甲種"病"篇和《日書》乙種"十二支占"篇都認為病因(祟源)是已亡故的祖父母,外鬼、巫等。又如,放馬灘簡《日書》乙種"占病祟除"以數字來占測致病作祟的鬼神,如人鬼、北公、巫帝、司命等。避開這些鬼神就不會患病。

此外,古人認為一年時間由數種神煞每日輪流當值,不同神煞各有其行事宜忌。其中有的神煞對於疾病的預後是有影響的。例如,某日是秦系"建除"中的"盈"當值,則該日"有疾,難起";若秦系"叢辰"中的"危陽"當值,則該日"有疾,不死"。又如,在"血忌"日針灸出血,預後差,甚至死亡。

涉醫簡帛大多成書於戰國秦漢時期,該時期是中醫學發展的重要階段,醫巫逐漸分家,中醫學理論體系初步構建。如清華簡《禹九策》簡58背載"歸巫澤(釋)醫,寧具筭(葬)庸",強調歸依巫師,捨棄醫生,就如同等死,正體現出醫巫分離的苗頭。至司馬遷在《史記·扁鵲倉公列傳》中借扁鵲之口提出"病有六不治",更是直接言明患者"信巫不信醫"則不被醫治。有人不禁要問,簡帛中的疾病預測為何還有那麼多是來源於巫術?這顯然是混淆了巫術和數術這兩個不同的概念。陶磊在《從巫術到數術——上古信仰的歷史嬗變》一書中對巫術和數術作了明確的區分:

> 巫術成立的基礎以及具體的操作,都與相信神靈世界可以直接干預人世生活有密切關係。數術并非不相信或不承認世界

上有鬼神,事實上,在很多數術中,人世的吉凶禍福與神明的活動直接相關聯。但與巫術中毫無約束的神靈世界不同,數術的神明背後,還存在着對包括至上神在内神明世界起着制約作用的宇宙法則,即所謂數。對於未來事件的吉凶,巫術通過與神靈溝通或者通過占卜獲得神的啟示,而數術則主要通過推求數(包括特定的時空位置、各自然因素的排列組合等)來掌握。

對於巫術來説,操作過程中會因操作者的不同,出現不同結果。而對同一種數術來説,不論何人推求,其結果是一定的[1]。其所以如此,原因在於,在數術的背後,隱藏着對世界統一性的認識,包含着對決定人世命運與歸宿的力量的信仰。世界統一於數,數成爲人們理解世界的普適性的方式,它決定了人世的命運與歸宿。對巫術來説,儘管世界也具有統一性,即統一於神,但不同的神與巫者的親疏遠近不一,巫術的成功與失敗,與巫者個人有很大關係[2]。

簡而言之,兩者最大的區別就是數術的背後隱藏着對世界統一性的認識,存在着制約作用的宇宙法則。出土簡帛中的疾病預測,的確有一大部分源自古人的思維模式、宇宙圖式、鬼神信仰等,這部分内容大多屬於數術,極少部分屬於巫術。

在戰國秦漢時期醫學被稱作方技,常常與數術并稱,統稱爲方術。數術被認爲是研究自然之大宇宙,而方技被認爲是研究人體之小宇宙。數術與方技中的一些思想和理論是共通的,例如氣、陰陽、五行、天人感應等。本書中有些疾病預測的原理雖源自數術,但在《黄帝内經》中却能找到與之類似的内容。例如,本書第六章討論通

---

[1] 有一些現象之術,不同的觀察者,所觀察到的内容會不相同,這樣一來也會産生不同的判斷結果。

[2] 陶磊:《從巫術到數術——上古信仰的歷史嬗變》,山東人民出版社,2008,第5-6頁。

過天干的五行屬性來預測疾病轉歸的内容,在《素問·藏氣法時論》中也有相似内容,只是進一步聯繫五臟。

數術中對宇宙事物的一些認識,實際上正是當時人們的共識。囿於當時人們的思維模式和科技水平,醫家對醫藥的認識勢必會摻雜着數術。當時的醫家并不排斥數術,甚至認爲數術知識是醫家必須掌握的基本常識。孫思邈在《備急千金要方》卷一開篇"大醫習業"中就提出一名好的醫生必須同時精通醫學和數術:

> 凡欲爲大醫,必須諳《素問》《甲乙》《黄帝針經》《明堂》《流注》、十二經脈、三部九候、五藏六腑、表裏孔穴,《本草》《藥對》,張仲景、王叔和、阮河南、范東陽、張苗、靳邵等諸部經方。又須妙解陰陽禄命,諸家相法,及灼龜五兆,《周易》六壬,并須精熟,如此乃得爲大醫。

更何況在當時的醫藥領域,術士也會充當醫生這一角色。即便是醫家通過長期臨床觀察,總結出一些診斷疾病、判斷預後的原則和方法,也不一定符合疾病發展的客觀規律,畢竟醫學的發展是一個漫長曲折的過程。例如,本書第三章第二節的損至脈理論,最初是指兩種相反的脈象,進而與呼吸脈搏次數的比例聯繫起來。從"人一息脈二動曰平"的理論假説開始,通過不斷地改造和完善,才成爲一種經得起實踐檢驗的理論學説。

當然有的醫學理論和診療手段,因其本身的缺陷和不足,逐漸被時代淘汰。如本書第三章第一節的五色診,雖然在唐以前是常用的診病方法,但由於其操作上的困難等原因,之後逐漸被舌診所取代。《中國醫學源流論》載:"舌法爲古人所不詳,僅《傷寒論》有舌白、舌滑之説。元杜清碧《金鏡録》始推三十六圖。"[1]元代出現舌診專著《敖氏傷寒金鏡録》,明清以後隨着温病學派的興起,對舌診尤爲重

---

[1] 謝觀:《中國醫學源流論》,福建科學技術出版社,2003,第72頁。

視。醫家在臨床實踐中發現，病邪的性質、病勢的深淺、氣血的盛衰、津液的盈虧、臟腑的虛實等都能較爲客觀地從舌象上反映出來，而且舌象的變化迅速而鮮明，更容易被衆多醫家所掌握。因此，醫家常用的診法由色脈合參轉變爲舌脈相參，五色診逐漸淪爲輔助性診法。

當現代科學精神進入中國，數術之學大多被淘汰和替換，只有少數（例如堪輿）在民間依然受到追捧。但是被稱爲方技之學的中醫學依然在官方的醫學體系中占有一席之地。這是因爲經過長期的實踐檢驗，一些荒誕的無用的方術逐漸被歷史淘汰，而一些實用的有效的方術則被保留下來，有的更是得到現代科學的驗證。例如，以陰陽、五行、八方、十二律、二十八宿等數術背景爲推理依據的疾病預測，也蘊含着科學的萌芽。如自然界氣候寒溫不和，風雨不調，與疾病的流行的確存在因果聯繫。又如，晝夜陰陽消長是自然界和人體的普遍規律，《素問·金匱真言論》曾指出："平旦至日中，天之陽，陽中之陽也；日中至黃昏，天之陽，陽中之陰也；合夜至雞鳴，天之陰，陰中之陰也；雞鳴至平旦，天之陰，陰中之陽也。故人亦應之。"馬王堆漢簡《十問》簡33～37就提出一天之中四個不同時間內的呼吸吐納要法，通過晝夜陰陽節律，以此調整自己的呼吸。2017年諾貝爾生理學和醫學獎正是從基因層面證實生物存在晝夜節律的生物鐘。有些理論和技術雖然尚未被現有的科學所證實，但因其有效性和實用性，仍然被廣泛地運用，更有待未來科學去證實。

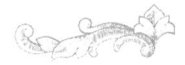

出土簡帛參考書目

簡　帛	參　考　書　目
馬王堆漢墓簡帛	裘錫圭:《長沙馬王堆漢墓簡帛集成》,中華書局,2014 (原整理者)馬王堆漢墓帛書整理小組:《馬王堆漢墓帛書(肆)》,文物出版社,1985
張家山漢簡〔二四七號墓〕	(圖版)張家山二四七號漢墓竹簡整理小組:《張家山漢墓竹簡〔二四七號墓〕》,文物出版社,2001 (釋文)張家山漢墓竹簡整理小組:《張家山漢墓竹簡〔二四七號墓〕(釋文修訂本)》,文物出版社,2006
天回老官山漢簡	天回醫簡整理組:《天回醫簡》,文物出版社,2022
武威醫簡	田河:《武威漢簡集釋》,甘肅文化出版社,2020 (原整理者)甘肅省博物館、武威縣文化館:《武威漢代醫簡》,文物出版社,1975
睡虎地秦簡	陳偉:《秦簡牘合集(壹)》,武漢大學出版社,2014
周家臺秦簡	陳偉:《秦簡牘合集(叁)》,武漢大學出版社,2014 (原整理者)湖北省荊州市周梁玉橋遺址博物館:《關沮秦漢墓簡牘》,中華書局,2001
嶽山秦牘	陳偉:《秦簡牘合集(叁)》,武漢大學出版社,2014
放馬灘秦簡	(圖版)陳偉:《秦簡牘合集(肆)》,武漢大學出版社,2014 (釋文)陳偉:《秦簡牘合集釋文注釋修訂本(肆)》,武漢大學出版社,2016 (原整理者)甘肅省文物考古研究所:《天水放馬灘秦簡》,中華書局,2009

續表

簡帛	參考書目
北大秦簡	北京大學出土文獻與古代文明研究所：《北京大學藏秦簡牘》，上海古籍出版社，2023
北大漢簡	北京大學出土文獻研究所：《北京大學藏西漢竹書（五）》，上海古籍出版社，2014
銀雀山漢簡	銀雀山漢墓竹簡整理小組：《銀雀山漢墓竹簡（貳）》，文物出版社，2010
孔家坡漢簡	湖北省文物考古研究所、隨州市考古隊：《隨州孔家坡漢墓簡牘》，文物出版社，2006
敦煌漢簡	（圖版）甘肅省文物考古研究所：《敦煌漢簡》，中華書局，1991 （釋文）白軍鵬：《敦煌漢簡校釋》，上海古籍出版社，2018
居延新簡	張德芳主編、馬智全著：《居延新簡集釋》，甘肅文化出版社，2016
包山楚簡	陳偉等：《楚地出土戰國簡册[十四種]》，武漢大學出版社，2016 （原整理者）湖北省荆沙鐵路考古隊：《包山楚簡》，文物出版社，1991
九店楚簡	陳偉等：《楚地出土戰國簡册[十四種]》，武漢大學出版社，2016
香港中文大學文物館藏簡牘	陳松長：《香港中文大學文物館藏簡牘》，香港中文大學文物館，2001
尹灣漢簡	連雲港市博物館、中國社會科學院簡帛研究中心、東海縣博物館，等：《尹灣漢墓簡牘》，中華書局，1997
上博簡	馬承源：《上海博物館藏戰國楚竹書（二）》，上海古籍出版社，2002 馬承源：《上海博物館藏戰國楚竹書（三）》，上海古籍出版社，2003
清華簡	李學勤：《清華大學藏戰國竹簡（肆）》，中西書局，2013
肩水金關漢簡	甘肅簡牘保護研究中心等編：《肩水金關漢簡（三）》，中西書局，2013

傳世古籍參考書目

醫學類

《黃帝内經素問》，人民衛生出版社，2015年據明嘉靖二十九年（1550）顧從德影宋刻本影印。

《靈樞經》，人民衛生出版社，1956年據明趙府居敬堂刊本影印。

張仲景：《傷寒論》，中醫古籍出版社，2018年據中國中醫科學院圖書館藏明萬曆海虞趙開美本《仲景全書》影印。

張仲景：《金匱要略》，中醫古籍出版社，2018年據中國中醫科學院圖書館藏明萬曆海虞趙開美本《仲景全書》影印。

王九思輯：《難經集注》，大東文化大學人文科學研究所，1999年據慶安五年（1652）日本武村市兵衛本影印。

皇甫謐：《針灸甲乙經》，人民衛生出版社，1956年據明刻《醫統正脈》本影印。

王叔和：《脈經》，《東洋醫學善本叢書》，東洋醫學研究會，1981年據靜嘉堂文庫藏明影刻南宋何大任本影印。

巢元方：《重刊巢氏諸病源候總論》，《中華再造善本》（金元編），北京圖書館出版社，2004年據中國國家圖書館藏元刻本影印。

孫思邈：《備急千金要方》，人民衛生出版社，1955年據日本江户醫學影摹北宋刊本影印。

孫思邈：《千金翼方》，人民衛生出版社，1955年據清翻刻元大德梅溪書院本影印。

王燾：《外臺秘要方》，《東洋醫學善本叢書》，東洋醫學研究會，1981年據靜嘉堂文庫藏南宋本影印。

丹波康賴：《醫心方》，人民衛生出版社，1995，據日本安政年間江户醫學館影刻本影印。

楊上善：《黄帝内經太素》，《東洋醫學善本叢書》，東洋醫學研究會,1981,據日本仁和寺本影印。

王育林、翟雙慶:《黄帝内經素問纂義》,學苑出版社,2018。

翟雙慶、王育林:《黄帝内經靈樞纂義》,學苑出版社,2018。

翟雙慶、陳子傑:《難經纂義》,學苑出版社,2018。

尚志鈞:《名醫别録(輯校本)》,中國中醫藥出版社,2013。

森立之:《本草經考注》,郭秀梅校點,學苑出版社,2020年。

《黄帝蝦蟇經》,中醫古籍出版社,2016年據日本文政六年(1823)刻本影印。

馬繼興:《神農本草經輯注》,人民衛生出版社,2013。

陶弘景:《本草經集注》,王家葵輯校,鳳凰出版社,2023。

葛洪:《肘後備急方校注》,陶弘景補闕,楊用道附廣,沈澍農校注,人民衛生出版社,2016。

浙江中醫研究所、湖州中醫院校:《醫方類聚》,人民衛生出版社,1981。

丹波元胤:《醫籍考》,郭秀梅、岡田研吉整理,學苑出版社,2007。

非醫學類

許慎:《説文解字 附音序、筆畫檢字》,徐鉉校定,中華書局,2013年據陳昌治本影印。

段玉裁:《説文解字注》,中華書局,2013年據日本早稻田大學藏經韻樓本影印。

徐鍇:《説文解字繫傳》,中華書局,1987年據清道光年間祁雋藻刻本影印。

劉熙:《釋名疏證補》,畢沅疏證,王先謙補,中華書局,2008。

顧野王:《大廣益會玉篇》,中華書局,1987年據張氏澤存堂本影印。

張揖:《廣雅》,《叢書集成初編》(1160),商務印書館,1935。

王念孫:《廣雅疏證 附索引》,中華書局,2013年據嘉慶王氏家刻本影印。

陸德明：《經典釋文》，上海古籍出版社，2013年據北京圖書館藏宋刻本影印。

蔡夢麒：《廣韻校釋》，岳麓書社，2007。

丁度等：《集韻 附索引》，上海古籍出版社，1985年據上海圖書館藏述古堂影宋鈔本影印。

劉淇：《助字辨略》，章錫琛校注，中華書局，1955。

司馬遷：《史記》，中華書局，1959。

班固：《漢書》，中華書局，1962。

范曄：《後漢書》，中華書局，1965。

魏徵等：《隋書》，中華書局，1973。

《毛詩正義》，《十三經注疏》，毛亨傳，鄭玄注，孔穎達疏，陸德明音釋，上海古籍出版社，2013。

《周禮注疏》，《十三經注疏》，鄭玄注，賈公彥疏，彭林整理，上海古籍出版社，2010。

《儀禮注疏》，《十三經注疏》，鄭玄注，賈公彥疏，王輝整理，上海古籍出版社，2008。

《禮記正義》，鄭玄注，孔穎達正義，郜同麟點校，浙江大學出版社，2019。

《十三經注疏》整理委員會：《周易正義》，載《十三經注疏》，北京大學出版社，2000。

《爾雅 附音序、筆畫索引》，中華書局，2016年據《四部叢刊初編》所收鐵琴銅劍樓舊藏宋刊本影印。

楊伯峻：《春秋左傳注》，中華書局，2016。

《山海經校注》，袁珂校注，北京聯合出版公司，2013。

陳奇猷：《呂氏春秋新校釋》，上海古籍出版社，2002。

徐元誥：《國語集解（修訂本）》，中華書局，2002。

朱熹：《楚辭集注》，黃靈庚點校，上海古籍出版社，2022。

張雙棣：《淮南子校釋（增訂本）》，北京大學出版社,2013。

朱謙之：《老子校釋》,載《新編諸子集成》,中華書局,2018。

王先慎：《韓非子集解》,載《新編諸子集成》,鐘哲點校,中華書局,2018。

黎翔鳳：《管子校注》,載《新編諸子集成》,梁運華整理,中華書局,2018。

程樹德：《論語集釋》,載《新編諸子集成》,程俊英、蔣見元點校,中華書局,2018。

王先謙《荀子集解》,載《新編諸子集成》,沈嘯寰、王星賢點校,中華書局,2018。

《鹽鐵論校注》,載《新編諸子集成》,王利器校注,中華書局,2018。

王明：《抱朴子內篇校釋》,載《新編諸子集成》,中華書局,2018。

黃暉：《論衡校釋》,載《新編諸子集成》,中華書局,2018。

揚雄：《太玄校釋》,載《新編諸子集成續編》,鄭萬耕校釋,中華書局,2014。

黃懷信：《鶡冠子校注》,載《新編諸子集成續編》,中華書局,2014。

張傳官：《急就篇校理》,中華書局,2017。

《易緯通卦驗外二種》,鄭玄注,載《叢書集選》,新文豐出版公司,1987。

《易緯乾鑿度》,鄭玄注,載《叢書集成初編》,中華書局,1985。

李淳風：《乙巳占（三）》,載《叢書集成初編》,商務印書館,1935。

葛洪：《西京雜記》,周天游校注,三秦出版社,2006。

焦循：《易學三書：易章句》,九州出版社,2003。

《大方等大集經》,曇無讖等譯,載《大正新修大藏經》,河北省佛教協會,2004。

《赤松子章曆》,載《中華道藏》(8),華夏出版社,2004。

後記

　　2014年,我有幸獲得國家社科基金青年項目立項,選題是"出土《日書》類文獻中涉醫資料研究"(項目批准號:14CTQ011)。《日書》是秦漢時期頗爲流行的數術類文獻,彙編了各種選擇時日和歲日禁忌的資料,其中有不少關於疾病預測的內容。2015年,我開始攻讀博士學位,選定的畢業論文題目是《簡帛文獻中疾病預測研究》。論文研究對象不僅是《日書》類簡帛,還包括簡帛醫書、戰國卜筮簡、《周易》等。本書在博士論文的基礎上修改而成,主要增加了近年新公布的簡牘材料,如天回老官山漢簡、北大秦簡等。

　　從課題立項到拙作出版,已逾十載,一路走來,離不開良師益友的幫助。首先要感謝導師張如青教授當年接納我這位中醫臨床專業的學生,爲我打開了中醫文獻這扇門,使我得以扣其門而窺其奧。張教授嚴謹治學的作風和誨人不倦的態度將是我一生學習的楷模。同時,感謝項目開題、答辯專家復旦大學劉釗教授、陳劍教授、張小豔教授,西南大學張顯成教授,以及上海中醫藥大學段逸山教授、葉進教授對論文的指點,令我受益匪淺。此外,南京大學程少軒教授對本書提出諸多寶貴的建議,復旦大學劉嬌先生爲我提供許多簡帛方面的文獻資料,于業禮師弟對書稿行文的修改,以及上海科學技術出版社對本書的支持,在此一并表示誠摯的謝意!由於水平有限,書中難免有疏漏和不足之處,敬請讀者批評指正。